主审　朱昆鹏

守护呼吸健康：

校园肺结核科普指南

主编　蒋　骏　彭　浩　张晓龙

U0395575

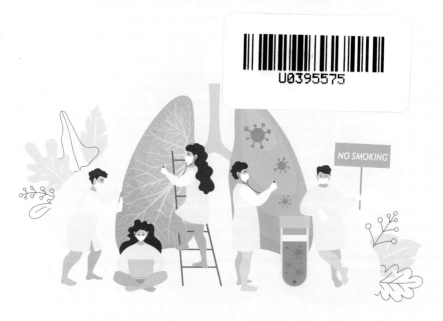

苏州大学出版社
Soochow University Press

图书在版编目（CIP）数据

守护呼吸健康：校园肺结核科普指南 / 蒋骏,彭浩,
张晓龙主编. -- 苏州：苏州大学出版社,2023.9
ISBN 978-7-5672-4437-5

Ⅰ.①守… Ⅱ.①蒋… ②彭… ③张… Ⅲ.①肺结核
-防治 Ⅳ.①R521

中国国家版本馆 CIP 数据核字（2023）第 156537 号

书　　名：守护呼吸健康：校园肺结核科普指南
Shouhu Huxi Jiankang：Xiaoyuan Feijiehe Kepu Zhinan

主　　编：蒋　骏　彭　浩　张晓龙
责任编辑：王　娅
助理编辑：张亚丽
装帧设计：吴　钰

出版发行：苏州大学出版社（Soochow University Press）
社　　址：苏州市十梓街 1 号　邮编：215006
印　　刷：苏州市越洋印刷有限公司
邮购热线：0512-67480030
销售热线：0512-67481020

开　　本：890 mm×1 240 mm　1/32
印　　张：4.5
字　　数：94 千
版　　次：2023 年 9 月第 1 版
印　　次：2023 年 9 月第 1 次印刷
书　　号：ISBN 978-7-5672-4437-5
定　　价：30.00 元

图书若有印装错误,本社负责调换
苏州大学出版社营销部　电话:0512-67481020
苏州大学出版社网址　http://www.sudapress.com
苏州大学出版社邮箱　sdcbs@suda.edu.cn

《守护呼吸健康：校园肺结核科普指南》
编 写 组

主　审　朱昆鹏

主　编　蒋　骏　彭　浩　张晓龙

编　委　陆文学　王占生　钱曙杰　楼　颖

副主编　傅　颖　王斐娴　沈　蕙

编　者（按姓氏拼音排序）

陈靓靓　崔彩岩　丁　邱　李金方

李　云　李之威　陆　恒　钱文兵

宋文磊　须勤燕　徐青松　徐晓燕

周　华　朱涵琦

序

结核病是严重危害人体健康的慢性传染病，我国是全球
30 个结核病高负担国家之一。近年来，我国结核病的发病率
一直在下降，但结核病聚集性疫情仍时有发生，其中 90% 以
上的结核病聚集性疫情发生在学校，且以高中和高校为主。学
生结核病报告发病人数占全人群的 4%~6%，仍然位居学生甲
乙类法定传染病报告的前列。

学校是学生高度集中的场所，一旦发生结核病，很容易在
校园内传播流行。学校结核病的流行不仅会给学生的身心健康
造成危害，也会对学校的教学秩序和环境稳定造成一定的影
响。因此，学校结核病防控是学校传染病防控和卫生保健的重
要内容之一，也一直是我国结核病防治工作的重中之重。开展
结核病健康教育、创建良好的学校卫生环境、加强聚集场所的
通风换气等，都是学校结核病防控的重要措施。

《守护呼吸健康：校园肺结核科普指南》是一本面向学生
和教职工群体的科学普及读物，也适合其他各类人群阅读。

最后，呼吁大家重视校园结核病防治，你我共同努力，共
建无核校园！

2023 年 8 月 20 日

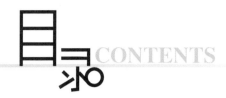

目录 CONTENTS

第一部分
常识篇

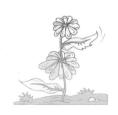

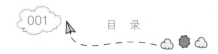

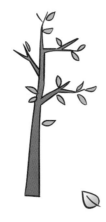

第二部分 预防篇

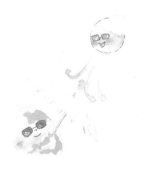

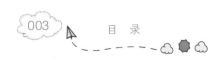

目 录

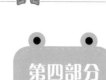

**第四部分
管理篇**

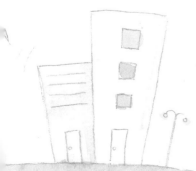

第一部分 常识篇

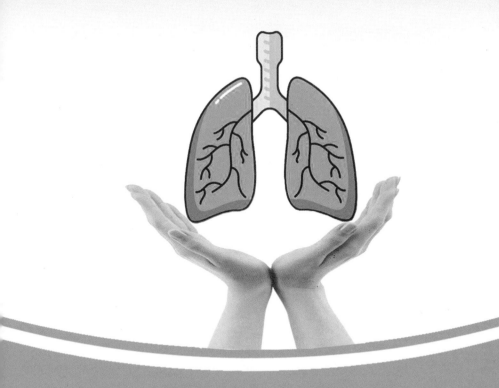

什么是结核病？

　　结核病又叫"痨病"，是由结核分枝杆菌（简称结核杆菌）感染引起的慢性传染病。说起结核病，大家都会想到肺结核，甚至很多人以为结核病就是肺结核，也只能是肺结核。其实不然，结核病可是个大家族！结核杆菌不仅可以侵犯人体肺部，还可以侵犯身体其他部位，如淋巴结、骨骼、关节、皮肤、泌尿生殖系统、消化系统、中枢神经系统等引起结核病。肺外结核按照病变器官及部位命名。

　　常见的结核病有以下几种：

　　（1）肺结核

　　结核病变发生在肺、气管、支气管和胸膜等部位的结核病。在结核病中肺结核最为多见，占80%以上，造成结核病传播的传染源也主要是肺结核患者。肺结核根据病变部位可分为原发性肺结核、血行播散型肺结核、继发性肺结核、气管支气管结核、结核性胸膜炎。原发性肺结核多见于儿童和青少

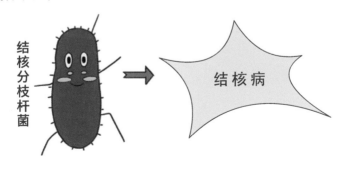

结核分枝杆菌 → 结核病

年，包括原发综合征和胸内淋巴结结核。急性血行播散型肺结核多见于儿童和青少年，未接种过卡介苗的儿童发生机会更多，但也可见于感染过原发性肺结核的成人；亚急性或慢性血行播散型肺结核多见于成人。继发性肺结核以成人多见，是成人肺结核最常见的类型。气管支气管结核多发生于中青年，女性发病率是男性的 2~3 倍。结核性胸膜炎是最常见的一种胸膜炎症性疾病，可发生于任何年龄。

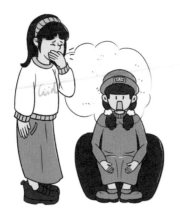

（2）胸壁结核

结核病变发生在胸壁软组织、肋骨或胸骨的结核病，以胸壁包块、寒性脓肿或慢性窦道为主要特征。胸壁结核多发生于中青年，年老体弱者亦可发生。

（3）乳腺结核

结核病变发生在乳腺组织的结核病。乳腺结核多发生于 20~40 岁经产、多产及哺乳期妇女，罕见于男性、老年及青春期前女性。

（4）结核性脑膜炎

结核杆菌侵入蛛网膜下间隙引起软脑膜、蛛网膜进而累及脑神经、脑实质、脑血管和脊髓的结核病。结核性脑膜炎是最严重的结核病。我国发病特点是儿童高于成人、农村高于城市、北方高于南方。

（5）结核性腹膜炎

结核病变发生在腹膜的结核病，是临床常见的腹腔结核病。本病可发生于任何年龄，但以中青年为主，尤其是 20~40

岁之间的中青年；女性好发，男女比例为1：（1.77~4.6）。

（6）肠结核

结核病变发生在肠道的结核病。一般见于中青年，女性略多于男性。

（7）肝结核

结核病变发生在肝脏的结核病。患者以青壮年居多。

（8）肾结核

结核病变发生在肾脏的结核病。泌尿生殖系统中最常见，最先发生结核病变的部位是肾脏，泌尿生殖系统结核中肾结核占比最高。肾结核多发生于20~40岁的青壮年，男性多于女性。

（9）颈部淋巴结结核

结核病变发生在颈部淋巴结的结核病。颈部淋巴结结核占淋巴系统结核病的80%~90%。颈部淋巴结结核以青少年多见，女性稍多于男性。

（10）脊柱结核

结核病变发生在脊柱的结核病。脊柱结核在骨关节结核中发病率最高，约占50%。脊柱结核以前多见于儿童和青壮年，随着人口老龄化，老年患者也逐渐增多。

什么是结核分枝杆菌？

结核分枝杆菌（mycobacterium tuberculosis，MTB），简称结核杆菌（tubercle bacillus），是引起结核病的病原体。1882年由德国细菌学家罗伯特·科赫（Robert Koch，1843—1910）发现并证明为人类结核病的病原菌，该菌可侵犯全身各器官，但以引起肺结核最多见。结核病是一种古老的疾病，在全球广泛分布，是细菌感染性疾病致死的首位原因。

（1）形态与染色

结核杆菌为细长略弯曲的杆菌，大小为 1~4 μm×0.4 μm。典型的结核杆菌呈细长杆状，直或稍弯，两端圆钝，痰标本中的结核杆菌可呈现为"T""V""Y"形。分枝杆菌的细胞壁含有大量脂质，约占干重的 60%，大量分枝菌酸（mycolic acid）包围在肽聚糖层的外面，可影响染料的进入。分枝杆菌一般用齐–内染色法（Ziehl-Neelson staining method），用 5%苯酚（石炭酸）复红加温染色后可以染上色，但用 3%盐酸乙醇

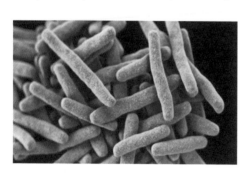

不易脱色，若再加用美蓝复染，则分枝杆菌呈红色，而其他细菌和背景中的物质呈蓝色。结核杆菌无芽孢、无鞭毛。

（2）培养特性

专性需氧；最适温度为 37 ℃，低于 30 ℃不生长；在含氧量 40%~50%、有 5%~10% CO_2、温度为（36±5）℃、pH 为 6.8~7.2 的条件下生长旺盛；结核杆菌细胞壁的脂质含量较高，影响营养物质的吸收，故生长缓慢，在一般培养基中每分裂 1 代需要 18~24 小时。

（3）抵抗力

结核杆菌对酸、碱、自然环境和干燥抵抗力强，在干燥痰内可存活 6~8 个月，但对湿热、乙醇和紫外线敏感。

结核杆菌为什么是古老细菌？

结核杆菌是一种长期严重危害人类健康的古老细菌，是引起结核病的病原菌。1881 年，考古学家在德国海德堡附近的墓地中发现了新石器时代（距今约 1 万年）的一具患骨结核的人类骨骸，为人类感染结核杆菌提供了最早证据。1973 年，我国湖南长沙马王堆一号墓出土的 2 100 多年前的女尸，生前是一位肺结核患者。在所有传染病中，结核杆菌引起的结核病在人类历史中存在时间最久，危害最严重。

结核病从 17 世纪开始广泛流行，随着工业革命的兴起而在欧洲猖獗蔓延。在不良的工作和生活条件下，结核病的患病人数大量增加，由于缺乏科学有效的治疗方法，大批患者死亡，最严重时每 7 人中就有 1 人死于结核病，结核病也因此被称为"所有死亡者的统帅"。在 19 世纪的文学作品中，结核病患者常常被这样描述：面色苍白、身体消瘦、一阵阵撕心裂肺的咳嗽。结核病患者大多面色苍白，结核病也因此被称为"白色瘟疫"。在我国古代，结核病又叫"痨病"，很多人因该病死亡，民间流传着"十痨九死"的说法。从 1882 年德国科学家罗伯特·科赫发现结核杆菌以来，因结核病死亡的人数已达 2 亿。历史上有不少名人因患结核病而死，如济慈、肖邦、契诃夫、勃朗宁、史蒂文生、勃朗特姐妹、拜伦、劳伦斯、郁达夫、萧红、鲁迅等。

随着社会经济的发展、医疗水平的提高，抗结核药相继出现，结核病不再是不治之症。自 20 世纪初以来，结核病的发病率在发达国家快速下降，全球结核病的死亡率也急剧下降。但是进入 20 世纪 80 年代后期，人口流动的加剧、艾滋病的流行、耐药菌的产生等都给结核病防控带来了挑战，结核病流行的下降趋势出现逆转。1986—1999 年，42% 的发展中国家和 25% 的发达国家的结核病疫情重新呈现上升趋势。

1982 年 3 月 24 日，国际防痨协会和世界卫生组织（WHO）倡议举办纪念罗伯特·科赫发现结核杆菌 100 周年活动，马里共和国防痨协会提议设立世界防治结核病日。以上建议被国际防痨协会理事会采纳。自此，每年的 3 月 24 日，即当年罗伯特·科赫宣读分离出结核杆菌论文的日期，被设为"世界防治结核病日"。

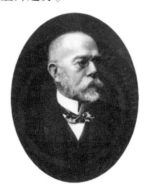

罗伯特·科赫

1993 年，世界卫生组织宣布"全球结核病处于紧急状态"。1998 年，世界卫生组织指出"遏制结核病的行动刻不容缓"。

结核杆菌虽然古老，但目前依然强大，它几乎可侵犯人体所有器官，它善于隐藏、懂得潜伏，瞅准时机欺负弱小，还能进阶为耐药菌，存活能力极强。无论你是男或是女，年轻或年老，贫穷或富裕，住在山区或平原，偏爱文艺或擅长理工，只要你在呼吸，就可能被感染。据估算，全球近 1/4 的人已感染结核杆菌。结核杆菌感染者在抵抗力下降时均有可能会发生结核病。数千年来，人类与结核病缠斗不休，许多国家投入了大量资金和人力寻求解决之道，并在结核病的诊断技术、检测技术、药物和疫苗等研究上取得了一些进展。然而，近 20 年来，

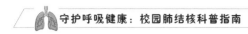
结核病的估算发病率仅呈缓慢下降趋势，目前结核病依然是世界上严重危害人类健康的主要传染病。据世界卫生组织估算，2021 年，全球新发结核病患者 1 060 万人，我国新发结核病患者 78 万人，相当于全球每 14 个结核病患者中就有 1 个是中国人。在 30 个结核病高负担国家中，我国发病人数排第 3 位，仅低于印度和印度尼西亚。由此可见，防治结核，守护呼吸健康，我们仍需要继续努力前行！

学校肺结核在我国的流行状况怎样？

　　肺结核是由结核分枝杆菌感染人体肺部引起的一种慢性传染病，是结核病中最常见的一种。我国是结核病高负担国家，据世界卫生组织估算，2021年我国新发结核病患者78万人，结核病发病率为55/10万。近年来，我国肺结核的发病率逐渐下降，但由于我国人口基数大，每年新发肺结核患者仍然较多，给我国的社会和医疗系统带来了较大的负担。

　　根据《中国学校结核病防控指南》（2020年版）显示，我国学生群体庞大，在校学生人数常年维持在2.5亿左右，约占全国总人口的20%，并且寄宿学生的比例逐渐升高。近年来，我国学校肺结核暴发的频率高于其他国家，给在校学生和他们的家庭造成了严重的健康危害。

　　青少年免疫系统尚未发育成熟，感染结核杆菌后容易发生结核病。寄宿学生因为不良的生活习惯、不卫生的生活环境，导致免疫力低下，更易引发结核病。校园人群密集，一旦出现结核病感染者，容易造成传播。因此，学生是肺结核的高发群体。陈卉等的研究表明，2021年，我国学生肺结核报告发病人数为39 867例，报告发病率为13.64/10万。学生肺结核报告发病率约为全人群报告发病率的1/3；学生肺结核报告发病人数占全人群报告发病人数的4%~6%，仅次于农民、工人和退休人员中的发病人数。15~24岁年龄组学生肺结核报告发病人数占学生报告发病总人数的85%，其中18岁左右年龄组发病人数占比最高。一项纳入 107 篇文献共 1 795 名学生病例的系统综述与 Meta 分析显示，结核病疫情最常被报道发生在高中；发病高峰期为每年的春季和冬季，因此进入春冬两季时应警惕肺结核的发生。目前，肺结核仍然是我国大部分地区的首要传染性疾病，并且以西藏、青海、贵州等西部地区的发病率较高。学校肺结核的主要特点是：病原学阳性患者比例较低，无症状感染者比例较高；首发病例发现延迟，最长可超过 6 个月；发生疫情的学校规模较大，感染的学生人数较多。

5 结核病的危害有哪些?

结核病的危害主要表现在以下三个方面。

（1）对个人的危害

① 结核杆菌可侵犯呼吸系统、消化系统、泌尿生殖系统、运动系统等人体多个系统，引起结核病，并形成并发症，如大咯血、自发性气胸、肺外结核等，严重危害人体健康。

② 影响学习、工作，严重者甚至丧失劳动能力。

③ 影响婚育，产生心理压力等问题。

④ 若不能在早期发现，会错过最佳治疗时间，使病情加重或造成病灶扩散。

⑤ 如不能坚持全程规范治疗，可能治疗失败、难以治愈

胸闷、胸痛

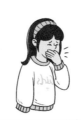

肺结核的主要症状为咳嗽、咳痰超过2周

咯血

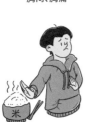

没有食欲

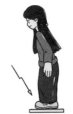

体重下降

或产生耐药，甚至死亡。

⑥ 患结核病可使原有的基础疾病加重，如糖尿病、矽肺等，加大治疗难度。

（2）对家庭的危害

① 可能会将结核杆菌传染给家人，尤其是儿童。

② 诊治结核病会增加费用支出，严重的可因病致贫或因病返贫。

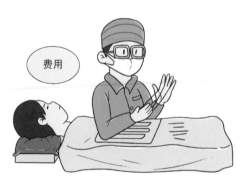

（3）对社会的危害

① 一个未经治疗的传染性肺结核患者 1 年内可以传染 10~15 个健康人。

② 因劳动力丧失，对社会的贡献减少。

③ 社会的疾病负担加重。

结核病的传染源是谁？

结核病是慢性传染病之一，人们在抵抗力低下的时候无意间密切接触到传染源，可能会感染结核杆菌。不仅仅肺部，人体所有器官都能成为结核杆菌的攻击目标，但以肺结核最为多见。此外，不是所有的结核病患者都具有传染性。一般来说，活动性肺结核患者，尤其是痰中带菌的肺结核患者才是结核病的主要传染源，在特定条件下患有结核病的孕产妇、肠结核患者等也可成为传染源。

（1）肺结核患者

痰中带菌的肺结核患者是结核病的主要传染源。因为患者痰中含有结核杆菌，所以当患者咳嗽、咳痰时，结核杆菌可随飞沫排放到空气中，形成飞沫或飞沫核，进而通过空气传播给近距离接触的其他个体。值得注意的是，结核杆菌的抵抗力较强，黏附在尘埃上可以存活 8~10 天，在干燥的痰中可以存活 6~8 个月。

（2）患有结核病的孕产妇

孕产妇如果有结核杆菌菌血症或结核性子宫内膜炎，在妊娠期间可以通过胎盘将自身结核杆菌传染给胎儿，或在临床分娩的过程中将结核杆菌传染给新生儿。

（3）肠结核患者

此类患者如果存在腹痛、腹泻等情况，结核杆菌就能够通过排泄的方式排出体外，进而污染外部环境。此类患者如果没

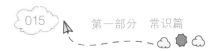

有个人卫生意识，没有平时手消毒的习惯，便可通过粪口途径将结核杆菌传染给其他人。

（4）其他

个别结核病患者可通过特殊的方式将结核杆菌排出，从而将结核杆菌传染给其他人。

肺结核是如何传播的？

肺结核可通过以下方式传播。

（1）呼吸道传播

呼吸道传播是肺结核主要的传播途径，当排菌的肺结核患者进行咳嗽、打喷嚏、大笑、喊叫等活动时，结核杆菌随着细小的飞沫从患者口腔、鼻腔喷出，易感人群如果将其吸入肺泡，就有可能被感染。另外，排菌的肺结核患者若将含有结核杆菌的痰液吐在地面上，痰液水分蒸发后带菌的微粒能长时间悬浮于空气中与尘埃混合，当被易感者吸入后亦可引起感染。

肺结核主要通过呼吸道传播

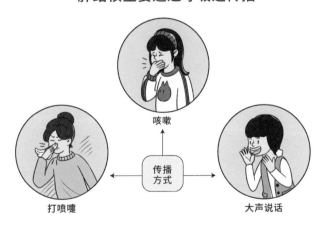

咳嗽

传播方式

打喷嚏

大声说话

（2）消化道传播

结核杆菌还可以通过消化道进行传播。肺结核患者使用过

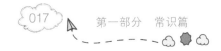

的餐具、吃剩的食物上都可能留下结核杆菌，因此与肺结核患者一起用餐或共用餐具也可能被感染，必须注意餐具的消毒，或就餐时实行分餐管理。

（3）其他传播途径

除了呼吸道与消化道传播外，还有其他较为少见的传播途径，如经皮肤传播、垂直传播。通常情况下，皮肤能抵抗外来细菌的侵入，但如有外伤等特殊情况，结核杆菌可经皮肤侵入。垂直传播又称母婴传播，是指母亲在孕期患有活动性肺结核，结核杆菌通过脐带血进入胎儿体内，或胎儿吸入、吞咽含有结核杆菌的羊水，从而患上肺结核。

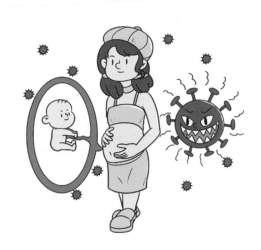

学生为什么是肺结核的易感人群？

学生是肺结核易感人群的原因如下。

（1）卡介苗的效果会逐年减弱

新生儿接种卡介苗后，能够产生对结核病的特异性免疫，尤其对血行播散型肺结核、结核性脑膜炎等重症结核病有很好的预防效果。但随着年龄的增长，接种卡介苗形成的特异性抗体会逐渐变弱，10~20年后，卡介苗的保护作用就几乎消失了，这正好是青少年学生所处的预防薄弱阶段，肺结核患病率自然会在此时上升。

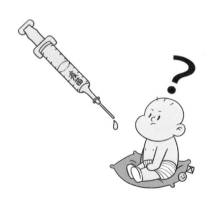

（2）校园环境促使结核传播

学校是人群高度聚集的场所，学生的学习、饮食、住宿环境都相对聚集，同学之间经常进行较为密切的接触。另外，教室与宿舍常常有通风效果不佳的问题，这些环境因素均有助于

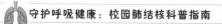

结核杆菌的传播。校园内一旦出现肺结核患者，其咳嗽飞沫所携带的结核杆菌会比在其他场所传播机会更多、留存时间更长。学生在短时间内吸入空气中大量的结核杆菌，更容易患上肺结核。

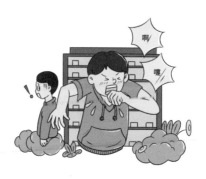

（3）青春发育期的生理变化

学生正处于青春发育期，在这个阶段，生理上的发育使学生内分泌变化很快，情绪波动变大，身体的抵抗力变差，更容易感染疾病。同时，学业的压力也容易使学生的精神低迷和身体疲劳，外加体育锻炼时间较少，若是长期寄宿的学生还可能有饮食营养不均衡的问题，必然造成抵抗力下降。

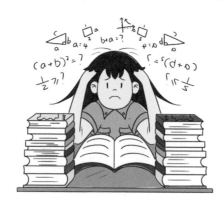

（4）肺结核预防知识匮乏

学生通常对肺结核相关知识知之甚少，对肺结核的危害更是缺乏了解，自我保健意识较薄弱，并且肺结核的早期临床反应并不典型，因此容易被忽视。

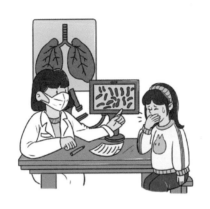

接触过肺结核患者一定会得结核病吗？

　　肺结核主要通过呼吸道传播，因此人人都可能被感染。健康人接触肺结核患者后，会不会被结核杆菌感染，取决于多种因素，如患者的排菌量、细菌毒力、居室通风情况、接触的密切程度和时间、接触者的抵抗力等。患者咳嗽、咳痰、打喷嚏等症状越严重，排菌量越大，细菌毒力越强；居室通风越差，与患者的接触程度越密切、接触时间越长，接触者吸入的结核杆菌越多；接触者抵抗力越差，越容易被感染。

　　健康人即使受到结核杆菌感染，也不一定会发生结核病。人体初次受到结核杆菌感染后，绝大多数人通常没有任何症状，也不发生结核病，结核杆菌会在人体内潜伏下来。当机体抵抗力降低时，结核杆菌这个打不死的"小强"，就会出来"兴风作浪"，使人体发生结核病。结核杆菌可在人一生中任何时候引发结核病。受结核杆菌感染的人发生结核病的概率为5%~10%。

哪些人是结核潜伏感染者？

人体感染结核杆菌以后，除了出现病原体清除和活动性结核病外，还有一种结局状态，就是结核潜伏感染（latent tuberculosis infection，LTBI），它是指机体感染结核杆菌后未发病，无活动性结核病的临床表现、影像学改变和细菌学证据。结核潜伏感染是结核杆菌在体内的稽留状态，也是机体产生持续免疫应答进而发生局限感染的过程。结核潜伏感染人群虽然不向外排菌，但是具有发展为活动性结核病患者的风险。所以，如果一个班级或宿舍内有肺结核传染源，那么同在一个班级学习或同在一个宿舍生活的同学获得结核潜伏感染的概率很高，且极有可能在半年至两年内发展为活动性结核病患者，强烈建议有肺结核病例所在班级的学生积极开展预防性治疗，有效避免学习期间发病。

据世界卫生组织估算，目前全球结核潜伏感染人数接近20亿。我国高磊等估算结果显示，我国5岁及以上人群的结核潜伏感染率为18.1%，15岁及以上人群为20.3%，结核潜伏感染率呈现随年龄增长而升高的趋势，且同年龄段中男性高于女性。结核潜伏感染人群是一个庞大的潜在患者库，他们一生有5%～10%的概率发展为结核病患者，是新发活动性结核病患者的主要来源。

研究表明，针对结核潜伏感染人群开展预防性治疗可以实现60%～90%的保护效果，进而降低结核病的发病率。世界卫

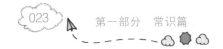

生组织提出了 2035 年全球将终止结核病流行的战略，结核病预防性治疗是实现该战略目标的关键干预措施之一。针对未开展预防性治疗的结核潜伏感染者，要加强健康教育和健康监测，并在首次筛查后的第 3 个月、第 6 个月、第 12 个月的月末各进行 1 次胸部 X 线检查。

11 肺结核的常见危险因素有哪些？

国内外相关研究表明，性别、年龄、糖尿病病史、吸烟、职业和收入、季节、结核病患者接触史是肺结核的常见危险因素。

（1）性别

男性由于吸烟较为普遍，生活、工作压力大，饮食不规律，社会活动较频繁，接触结核杆菌的机会较多，比女性更容易感染肺结核。

（2）年龄

以青壮年为主。随着经济社会快速发展，城镇化速度加快，农村劳动力转移至城镇务工，而在城镇务工的农村劳动力以男性青壮年为主，他们大部分文化水平较低、缺乏技能，主要从事建筑、搬运等劳动密集型工作，大多合租，住宿的卫生条件差，工作的劳动强度大，使得他们易患肺结核并传染给同行。

老年肺结核患者人数增多。人口老龄化使得老年人口基数增大；同时，社会竞争激烈，子女外出求学、工作，使空巢老人增多，老人因此产生的孤独、情绪低落等心理因素易造成免疫力低下，从而增加肺结核的发病率；老年人群的慢性病（如糖尿病、支气管哮喘等）发病率增高，也使肺结核可能"乘虚而入"。

（3）糖尿病病史

哈佛大学公共卫生学院流行病学专家的一项系统综述研究表明，糖尿病是肺结核的危险因素之一，糖尿病患者发生肺结核的危险性是非糖尿病患者的 1.2~7.8 倍。糖尿病会使肺结核的发病风险增加 3 倍，使肺结核不良治疗结果增加 2 倍。

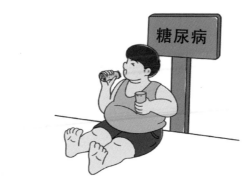

（4）吸烟

肺结核和吸烟是两个重要的公共卫生问题，在世界范围内造成了大量死亡。烟草的烟雾增加了结核杆菌感染、严重肺结核、肺外结核及结核死亡的风险。烟草的烟雾中含有许多有害物质，这些物质对肺、气管和支气

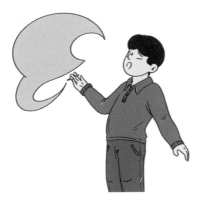

管有刺激性、毒性和腐蚀性，可直接破坏呼吸道的自然防御功能（如纤毛的摆动），增加患肺结核的可能性。

（5）职业和收入

我国农民人口基数大，居住环境差，且对传染性疾病相关

知识的认识存在不足，自身健康管理观念不强，接触结核杆菌后易受到感染。

多项研究表明，人群收入越低，结核病发病率越高。土耳其的一项生态学研究结果表明，结核病发病率与家庭收入呈负相关，与基尼系数（基尼系数最大为 1，最小为 0，基尼系数越接近 0，表明收入分配越趋向平等）呈正相关。马瑙斯的一项生态学研究结果表明，肺结核发病率与个体收入不均有关。并且，弗洛米嫩、塞伊塔、博莱等 79 个社区的结核病发病率随泰尔指数（衡量收入差距的指标，泰尔指数越高，收入差距越大）的升高而升高。

（6）季节

肺结核通常在天气较为寒冷的冬、春季高发，尤其是每年的 3 月。这可能与每年 2 月春节以后，人群流动加快、接触频繁、天气干燥、气温较低等原因有关，以上因素会使结核杆菌的传播速度加快，经过 2~8 周的潜伏期后，肺结核新发病例在 3 月集中出现。

（7）结核病患者接触史

有肺结核患者接触史的人更容易出现结核病。结核杆菌的主要传播途径为呼吸道，密切接触过肺结核患者后，出现肺结核的概率会显著增加。一般来说，与尚未被发现和治疗不彻底的排菌的肺结核患者有密切接触的人最易感染肺结核，如传染性肺结核患者的家庭密切接触者（尤其是儿童），与传染性肺结核患者有密切接触并同处一个学习、工作、居住场所的同学、同事或朋友，与肺结核患者接触的医务人员。在通风不良环境中集体生活和工作的人群中，一旦有人发生肺结核，其他人也很有可能受到结核杆菌感染。

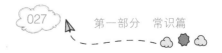

咳嗽、咳痰超过2周，咯血或血痰是肺结核的主要局部症状，具有以上任意一项症状者就是肺结核可疑症状者。一旦出现肺结核可疑症状，就应该及时到结核病定点医疗机构就诊。此外，胸闷、胸痛、低热、盗汗、乏力、食欲减退和体重减轻等是肺结核患者常见的全身症状，部分患者在早期也可没有症状。

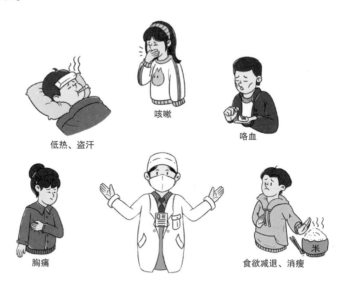

低热、盗汗

咳嗽

咯血

胸痛

食欲减退、消瘦

（1）咳嗽、咳痰

咳嗽、咳痰是肺结核患者最常见的症状，通常持续2周以上。早期患者咳嗽症状可能较轻，主要表现为干咳或有少量白色黏液痰；当肺部有空洞形成时，痰量会明显增多，咳嗽也会更加剧烈；若合并其他细菌感染，可能会咳脓性痰。

（2）咯血或血痰

咯血或血痰也是肺结核患者的常见症状，当肺部病变损伤血管时，便有可能出现咯血或血痰，肺结核导致的肺部感染出现咯血或血痰的概率比其他炎症高。

（3）胸闷、胸痛

当结核病变造成肺组织损害及胸膜病变时，患者有可能会出现胸闷、胸痛的症状，胸痛症状可随着咳嗽、深呼吸或体位变动而加剧。

（4）发热

肺结核患者的发热多为午后低热（多为 38 ℃以下）。如果病情比较严重或是血行播散型肺结核，可能会有 39 ℃以上的高热。

（5）盗汗

入睡后出汗，醒后汗止，称为盗汗。盗汗是肺结核感染症状之一。轻度盗汗者入睡后仅在头、颈或腋部出汗；重度盗汗者胸背、手足心等处也有出汗；严重盗汗者全身出汗，甚至衣被全被打湿。

（6）乏力

肺结核患者容易感到疲劳、全身无力，休息后疲劳也不能缓解。

（7）食欲减退和体重减轻

肺结核是一种慢性消耗性疾病，患者由于食欲减退，体重会逐渐减轻。

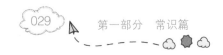

结核病是如何分类的？

根据新修订的《结核病分类》（WS 196—2017），结核病分为结核分枝杆菌潜伏感染者、活动性结核病、非活动性结核病。

（1）结核分枝杆菌潜伏感染者

机体感染了结核分枝杆菌，但没有发生结核病，没有临床细菌学或影像学方面活动结核病的证据为结核分枝杆菌潜伏感染者。对新近结核分枝杆菌感染者进行预防性治疗能减少该人群发生结核病的机会，是全球终结结核病流行策略中最重要的结核病预防措施之一。

（2）活动性结核病

活动性结核病具有结核病相关的临床症状和体征。活动性结核病按病变部位可分为肺结核和肺外结核，其中肺结核按病原学检查结果可分为涂片阳性肺结核、涂片阴性肺结核、培养阳性肺结核、培养阴性肺结核、分子生物学阳性肺结核及未痰检肺结核；按耐药状况可分为非耐药结核病和耐药结核病，其中耐药结核病又可分为单耐药结核病、多耐药结核病、耐多药结核病、准广泛耐药结核病、广泛耐药结核病、利福平耐药结核病；按治疗史可分为初治结核病和复治结核病。

（3）非活动性结核病

无活动性结核病相关临床症状和体征，细菌学检查阴性，影像学检查符合钙化病灶、条索状病灶（边缘清晰）、硬结性病灶、净化空洞、胸膜增厚粘连或伴钙化等一项或多项表现，并排除其他原因所致的肺部影像改变可确诊为非活动性肺结核。

　　在公共卫生学意义上，结核分枝杆菌潜伏感染者是一个庞大的"潜在传染源"，而活动性结核病，尤其是活动性肺结核，是目前严重危害我国人民健康的重大传染病。

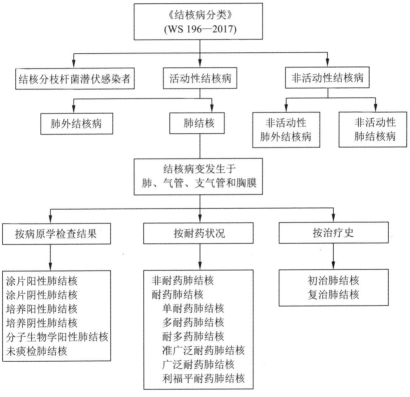

《结核病分类》（WS 196—2017）概略图

肺结核能治愈吗？

　　自20世纪40年代中期起，链霉素、异烟肼、利福平等抗结核药物相继问世之后，肺结核不再是不治之症。肺结核患者经过规范的全程治疗，绝大多数可以治愈。新发现的肺结核患者坚持规律用药并完成规定的疗程后，95%以上可以治愈。如果不按时服药、不完成疗程，易造成结核杆菌耐药。一旦发生耐药，疗程会延长且容易治疗失败。

肺结核的常见并发症有哪些？

　　肺结核的常见并发症有咯血、自发性气胸、呼吸衰竭、肺部继发感染、药物性肝损伤及多脏器功能衰竭等。患者在治疗期间一旦出现并发症或身体不适，要及时报告医生并到结核病定点医疗机构就诊。

　　（1）咯血

　　喉及以下呼吸道（气管、支气管）或肺组织出血，并随着咳嗽经口咯出血，称为咯血。根据咯血量的不同，咯血可分为：痰中带血或血染痰、小量咯血、中等量咯血、大量咯血。发生咯血时常有咽部发痒、胸内发热等自觉症状。咯血特点是血液随咳嗽咳出，与痰液相混，呈鲜红色或暗红色。咯血的危 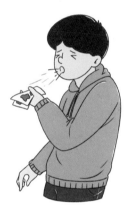 害主要有：① 血液阻塞气道引起呼吸困难甚至窒息，也可引起肺不张。② 血液大量丧失可引起休克或贫血。③ 引起结核病灶向健康的肺部播散。

　　中等量咯血、大量咯血需要及时止血，保持气道通畅，预防窒息和出血性休克。咯血时应卧床休息、消除紧张情绪，在不用力的情况下尽量把血和痰咳出。

　　（2）自发性气胸

　　自发性气胸是由肺组织表面及脏层胸膜破裂，空气进入胸膜腔所致，主要临床症状有胸痛、胸闷、气促、呼吸困难及刺激性干咳。

少量气体进入肺泡，机体可能没有明显的症状，一般通过休息就可以缓解；但大量气体进入肺泡，机体会产生气急、干咳、剧烈胸痛、呼吸加重等严重症状。自发性气胸若不及时处理，很可能会损伤血管，出现血气胸，甚至出现缺氧、呼吸困难，最终危及生命。

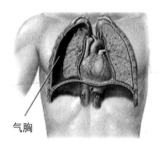
气胸
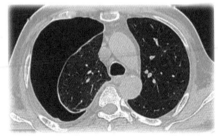

（3）呼吸衰竭

呼吸衰竭是指各种原因所致肺通气和（或）换气功能的严重障碍，使机体在静息状态、标准大气压下不能维持足够的气体交换，导致缺氧，伴或不伴有二氧化碳潴留，从而引起一系列生理和代谢功能紊乱的临床综合征。主要临床症状有呼吸困难，口唇、黏膜和甲床发绀，注意力不集中、烦躁不安，甚至嗜睡、昏迷、心率加快、血压升高等。

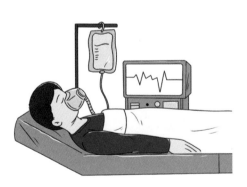

呼吸衰竭最直接的临床表现是缺氧和

二氧化碳潴留。缺氧对大脑、循环系统、呼吸系统、肾脏、肝脏及消化系统均有不良影响。二氧化碳潴留所致的高碳酸血症会引发呼吸性酸中毒、肺性脑病、多器官功能异常等，如得不到及时治疗会有生命危险。

肺结核、普通感冒、流行性感冒（简称"流感"）、新型冠状病毒感染这四种呼吸道疾病的临床表现有相似之处，都可能出现发热、咳嗽，但这四种疾病的病原体、主要临床症状均有所不同。

肺结核是由结核杆菌引起的慢性呼吸道传染病。多数患者起病缓慢，部分患者可无明显症状，仅在胸部影像学检查时发现。随着病情进展，患者可出现咳嗽、咳痰、痰中带血或咯血等，部分患者可有反复发作的上呼吸道感染症状。肺结核还可导致全身症状，如盗汗、疲乏、间断或持续午后低热、食欲不振、体重减轻等，女性患者可伴有月经失调或闭经。少数患者起病急骤，有中、高度发热，部分伴有不同程度的呼吸困难。

普通感冒俗称"伤风"，又称急性鼻炎或急性上呼吸道卡他，主要由鼻病毒、副流感病毒、呼吸道合胞病毒等引起，以鼻咽部卡他症状为主要临床表现。普通感冒起病较急，初期有咽部干、痒或烧灼感，可有打喷嚏、鼻塞、流清水样鼻涕等症状。2~3天后鼻涕变稠，常伴咽痛、流泪、听力减退、味觉迟钝、咳嗽、声音嘶哑和呼吸不畅等上呼吸道症状。通常无全身症状和发热，有时可出现低热、轻度畏寒和头痛。普通感冒大多为自限性，一般5~7天痊愈，有并发症者可致病程延长。

流感是由流感病毒引起的一种急性呼吸道传染病，它引起的全身症状比普通感冒重。流感起病急，主要以发热、头痛、肌痛和全身不适起病，体温可达 39~40 ℃，可有畏寒、寒战，多伴全身肌肉关节酸痛、乏力、食欲减退等症状，常有咽喉痛、干咳，可有鼻塞、流涕、胸骨后不适、颜面潮红、眼结膜充血等。部分患者症状轻微或无症状。无并发症者病程呈自限性，发热多于发病 3~5 天后逐渐消退，全身症状好转，但咳嗽、体力恢复常需要较长时间。

新型冠状病毒感染是由 β 属冠状病毒引起的急性呼吸道传染病，以发热为主要症状，同时伴有干咳、乏力。部分患者以鼻塞、流涕、咽痛，嗅觉、味觉减退或丧失，结膜炎、肌痛和腹泻等为主要症状。重症患者多在发病 1 周后出现呼吸困难等症状。部分人感染新型冠状病毒后无明显临床症状。

在发病早期，学生和家长常常将肺结核、流行性感冒、新型冠状病毒感染误认为是普通感冒而自行到药房购买感冒药，导致病情延误。如果咳嗽、咳痰超过 2 周，痰中带血或咯血，应高度怀疑为肺结核，要及时到结核病定点医疗机构就诊。切记不要讳疾忌医、隐瞒病情，以免延误治疗和传染他人。

世界防治结核病日是哪一天？

1880年，德国医学家罗伯特·科赫担任德国卫生署研究员。那时候，肺结核被称为"白色瘟疫"，在当时的死因中占据前列，无论是对死者进行病理解剖还是进行动物实验，都找不到肺结核的致病菌。罗伯特·科赫尝试用各种染料给肺结核患者的病灶组织进行染色，当他用亚甲蓝对标本组织进行染色后，在显微镜下发现了一种从未见过的蓝色、细长的小杆状细菌，它们看起来比炭疽杆菌要小得多，有一定的弯曲度。为了验证实验结果，罗伯特·科赫采集了大量肺结核患者的病灶组织，并将其注射到各种动物体内进行染色观察，结果在患结核病的动物体内检测到了该种细菌，而在健康动物的体内完全找不到此种细菌的踪影。罗伯特·科赫将病灶组织提取液接种到琼脂肉汤固体培养基上，成功分离出了一种他之前没有见过的细菌并将其培养成纯净菌种。将该菌种注射入动物体内后，实验动物成功感染上了结核病。

1882年3月24日，时年38岁的罗伯特·科赫在柏林生理学会晚会上发表了历史性的报告，该报告首次将结核病的病因归于结核杆菌感染。同年4月10日，他的论文在《柏林医学周报》上发表，引起了医学界的轰动。结核杆菌的发现是一件具有里程碑意义的大事。从此，人类同结核病的斗争进入新时代。

100年后，由国际防痨协会和世界卫生组织倡议、各国政府和非政府组织举办的纪念罗伯特·科赫发现结核杆菌100周年的活动成功举办，国际防痨协会的会员之一非洲马里共和国防痨协会提议，像其他世界卫生日一样，设立世界防治结核病日。这个建议后来被国际防痨协会理事会采纳。1995 年年底，世界卫生组织为了更进一步地推动全球结核病预防控制的宣传活动，唤起公众与结核病作斗争的意识，与其他国际组织一起倡议，确定 1996 年 3 月 24 日是第一个世界防治结核病日。此后，每年的 3 月 24 日成为世界防治结核病日。表 1 为历年世界防治结核病日的宣传主题。

表 1　历年世界防治结核病日的宣传主题

序号	年份	宣传主题	
		中国	世界卫生组织
1	1996	我们面临结核感染的危险	—
2	1997	防治结核病，人人保健康	Use DOTS more widely
3	1998	结核病——严重威胁人类健康的传染病；实行归口管理，有效控制结核病	DOTS success stories
4	1999	依法控制结核病，防止结核病蔓延	Stop TB, Use DOTS
5	2000	动员全社会共同关注结核病	Forging New Partnerships to Stop TB
6	2001	积极发现、治愈肺结核患者	DOTS：TB cure for All
7	2002	遏制结核，消除贫困	Stop TB, fight poverty
8	2003	防治结核，造福人民	DOTS cured me—It will cure you too
9	2004	控制结核病，让每一次呼吸更健康	Every breath counts—Stop TB now

序号	年份	宣传主题	
		中国	世界卫生组织
10	2005	防治结核，早诊早治，强化基层	Front line TB care providers：Heroes in the fight against TB
11	2006	防治结核，坚持不懈	Actions for life：Towards a world free of TB
12	2007	结核流行广泛，控制从我做起	TB anywhere is TB everywhere
13	2008	控制结核，人人有责	I am stopping TB
14	2009	控制结核，人人有责（——关注农民工，共享健康）	I am stopping TB
15	2010	遏制结核，健康和谐	On the move against tuberculosis：Innovate to accelerate action
16	2011	遏制结核，共享健康	On the move against tuberculosis：Transforming the fight towards elimination
17	2012	你我共同参与，消除结核危害	Call for a world free of TB
18	2013	你我共同参与，消除结核危害	Stop TB in My Lifetime
19	2014	你我共同参与，依法防控结核	The "missed" 3 million
20	2015	你我共同参与，依法防控结核——发现、治疗并治愈每一位患者	Gear up to End TB

序号	年份	宣传主题	
		中国	世界卫生组织
21	2016	社会共同努力，消除结核危害	Unite to End TB
22	2017	社会共同努力，消除结核危害	Unite to End TB：Leave no one behind
23	2018	开展终结结核行动，共建共享健康中国	Wanted：Leaders for a TB-free world
24	2019	开展终结结核病行动，共建共享健康中国	It's time for action
25	2020	携手抗疫防痨，守护健康呼吸	It's time to End
26	2021	终结结核流行，自由健康呼吸	The Clock is Ticking
27	2022	生命至上　全民行动　共享健康　终结结核	Invest to End TB. Save Lives
28	2023	你我共同努力　终结结核流行	YES！WE CAN END TB

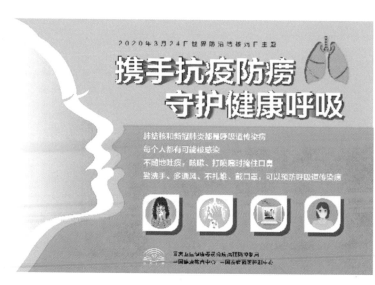

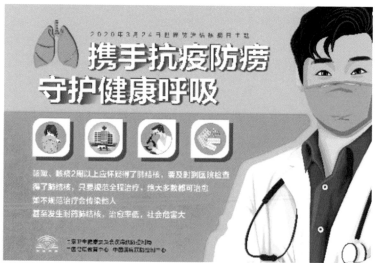

2020 年我国世界防治结核病日宣传海报

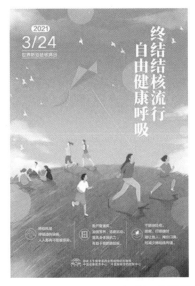
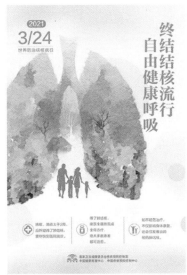

2021 年我国世界防治结核病日宣传海报

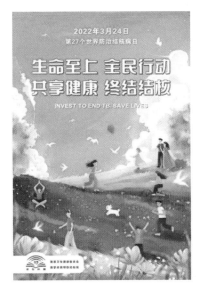

2022 年我国世界防治结核病日宣传海报

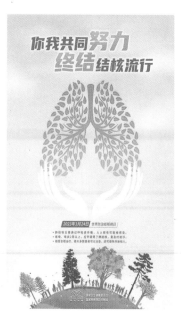

2023 年我国世界防治结核病日宣传海报

第二部分 预防篇

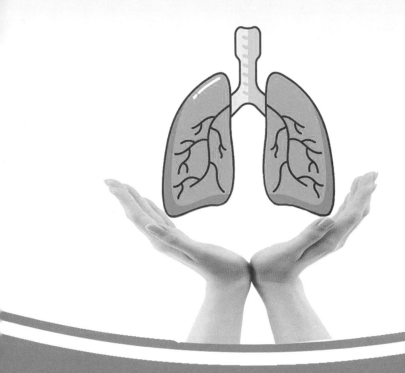

卡介苗是什么？

卡介苗（bacillus calmette-guérin，BCG）是一种经人工培养的减毒牛型结核杆菌悬浮液制成的减毒活疫苗，是世界卫生组织目前推荐预防结核病的唯一一种疫苗。卡介苗作为儿童计划免疫的一部分，对于新生儿结核病和儿童重症结核病（主要是粟粒性肺结核与结核性脑膜炎）具有很好的预防作用。但是，随着接种时间的延长，疫苗的抵抗力会逐渐减弱直至消失，保护效能持续时间大约为 15 年。有研究显示，成年人接种卡介苗不能预防结核杆菌的感染及结核病的发生。

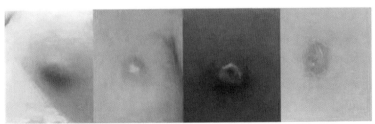

红肿 $\longrightarrow$ 化脓 $\longrightarrow$ 破溃 $\longrightarrow$ 结痂

卡介苗接种后的正常局部反应

卡介苗除了可以预防结核病，对其他疾病也具有一定的非特异性免疫作用。相关流行病学研究结果显示，卡介苗及其制品能够降低 5 岁及以下儿童的疟疾发病率，预防新生儿败血症和呼吸道感染，降低肺癌、白血病、麻风病、骨髓炎、阿尔茨海默病、糖尿病等的患病风险，还对非肌肉侵入性膀胱癌具有辅助治疗的作用。

卡介苗一般在新生儿出生后 24 小时之内就可以进行接种，接种途径为皮内注射，接种部位为上臂三角肌外侧。接种卡介苗 2 ~ 3 周后接种部位出现红肿、化脓、硬结（直径约 10 mm），6 ~ 12 周后结痂，最终留下一个瘢痕，历时 2 ~ 3 个月。卡介苗接种一般不会出现全身反应，少数人可能会出现接种同侧腋下淋巴结轻微肿大，但是直径不会超过 10 mm。

卡介苗接种后常见的异常反应有淋巴结炎、播散型卡介菌感染、结核疹和局部脓肿等，其中淋巴结炎是我国接种者主要的异常反应症状。针对不同寻常反应需要采取适当的治疗方法。

接种了卡介苗后还会得肺结核吗？

我们先说结论：接种卡介苗并不能保证一辈子都不会患上肺结核。但是，我们不能因此忽视卡介苗接种的重要性，卡介苗是目前全球使用时间最长的可预防结核病的疫苗。结核杆菌除了会侵犯肺部导致肺结核，还会侵犯脑膜和随着血液播散。国内外已有研究证实，卡介苗对结核性脑膜炎、血行播散型结核病的保护率达 75%～86%，对其他病原体的感染也具有一定的保护作用，还能优化其他疫苗接种的免疫反应，有效提高婴幼儿的存活率。

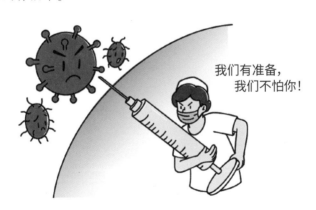

我们有准备，我们不怕你！

为什么卡介苗不能使机体实现终生免疫？

（1）卡介苗的作用机制

卡介苗作为对人体几乎没有致病力的"改良过的结核杆菌"，通过人工接种，让机体的免疫系统建立对结核杆菌的免疫记忆，从而在结核杆菌入侵机体时能快速反应，激活免疫系统，迅速清除结核杆菌。由此可以看出，卡介苗的作用并不是阻止结核杆菌感染的发生，而是通过激活机体免疫系统杀死大多数结核杆菌，防止结核杆菌的进一步增殖和散播，从而降低结核病的发病率及病情加重的风险。

（2）卡介苗的保护期

接种卡介苗并不能一劳永逸。一方面，免疫系统对结核杆菌的记忆会随着年龄的增长而逐渐减退，卡介苗对机体的保护作用也会因此逐渐减弱；另一方面，卡介苗并不能完全消除机体内的结核杆菌。有研究表明，新生儿接种卡介苗后 15 年内保护率约为 82%，15 ~ 24 年内降至 67%，25 年及以后仅有 20% 左右。此后若机体免疫力低下，长期潜伏的结核杆菌就有了可乘之机，或者遇到大量结核杆菌入侵，免疫系统容易"猝不及防"，难以抑制细菌的增殖和散播，就会导致结核病的发生。

（3）卡介苗的保护效果

卡介苗的保护效果受环境影响。1935—1975 年的研究表明，纬度越高，卡介苗的保护效果越佳。例如，卡介苗在北美和北欧的保护率达 60%~80%，在热带地区则较低甚至无保护效果。卡介苗菌株在培育过程中发生了一定改变。卡介苗菌株在 1921 年研制成功后，被送到世界各地的实验室保存并被培养形成许多新的菌株，在传代培养的过程中，子代卡介苗菌株的遗传特性发生了一定的改变，其保护效果也因此受到了一定的影响，目前研究者们并未发现能表现出显著优势的卡介苗菌株。

世界上主要的卡介苗菌株及其基因特性见表 2。

表 2　世界主要的卡介苗菌株及其基因特性

菌株名称	基因特性
巴斯德 1173 P2 株	缺失RD1、RD2、RD14和nRD18区域序列，含有DU1和DU2-4型串联重复序列
丹麦 1331 株	缺失RD1、RD2、Rv1810区域序列，含有DU2-3型串联重复序列和phoR_91-ko序列
日本 172 株	缺失RD1和Rv3405c区域序列，含有DU2-1型串联重复序列
莫斯科254株	缺失RD1和Rv3698区域序列，含有DU2-1型串联重复序列
巴西株	缺失RD1和RD16、fadD26-ppsA和Rv3887c区域序列
中国BCG D₂PB302株	缺失RD1和RD2序列，含1个IS6110序列，3个SenX3-Regx3基因座串联重复序列

资料来源：《卡介苗生产工艺、质量、使用现状及新型结核病疫苗的发展趋势》

身边的同学得了肺结核，我该怎么办？

　　假如身边的同学得了肺结核，我们应及时进行结核菌素试验（PPD试验）和胸部X线检查（满15周岁），并根据检查结果做相应处理。例如，若胸部X线检查异常，应及时前往结核病定点医疗机构做进一步诊断；若结核菌素试验阳性但胸部X线检查正常，则预示有结核潜伏感染，发生结核病的可能性大，此时应在专业医生的指导与评估下预防性地服用抗结核药，服药后绝大多数学生不会发生结核病；若两种检查的结果都正常，随访期仍须做好后续筛查和症状监测，如果有咳嗽、咳痰超过2周，痰中带血或咯血，午后低热、盗汗、胸痛、胸闷、食欲不振和体重减轻等症状，应立即向学校报告，并到结核病定点医疗机构做进一步诊断。

　　同时，要养成良好的生活习惯，做到起居有常，即生活方式合理、规律，如保持充足的睡眠；饮食有节，即饮食有节制、有节律，如饮食富含营养、忌辛辣；经常呼吸新鲜空气，养成经常开窗通风的习惯；主动了解结核病防治的相关知识；保持乐观向上的心态；经常参加体育运动，锻炼身体，增强体质。

哪些人是校园肺结核患者的接触者？

肺结核患者接触史是结核潜伏感染和结核病的明确危险因素，肺结核患者的接触者与普通人群相比具有更高的感染率和发病率，接触者筛查有助于早期发现结核杆菌感染者和肺结核患者。

按照《中国学校结核病防控指南》（2020 版），根据与校园内最初报告的活动性肺结核患者的接触方式、程度和时间，校园肺结核患者的接触者可分为密切接触者、一般接触者和偶尔接触者。

病例　　　　密切接触者　　　　一般接触者

校园肺结核患者的密切接触者是指与肺结核患者直接接触的人员，主要包括以下几类。

① 与肺结核患者在同一个教室活动的师生、在同一个宿舍居住的舍友。

② 与肺结核患者于确诊前 3 个月至开始治疗后 14 天内在同一住所接触时间达 7 天的家庭成员。

③ 与结核杆菌病原学阳性、重症病原学阴性、症状明显的病原学阴性患者在确诊前 3 个月至开始治疗后 14 天内在封

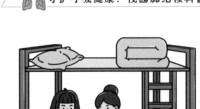

闭空间直接连续接触 8 小时及以上或累计接触达 40 小时者，或与其他结核杆菌病原学阴性患者在确诊前 1 个月内累计接触达 40 小时者。

如果肺结核患者从出现症状到确诊的时间超过 3 个月，则上述关于密切接触者的定义应更新为从症状出现时至开始治疗后 14 天。

校园肺结核患者的一般接触者是指与校园内最初报告的活动性肺结核患者在同一教学楼层或宿舍楼层共同学习和生活者。

校园肺结核患者的偶尔接触者是指与校园内最初报告的活动性肺结核患者在同一教学楼或宿舍楼但不在同一楼层共同学习和生活者，或偶尔接触者。

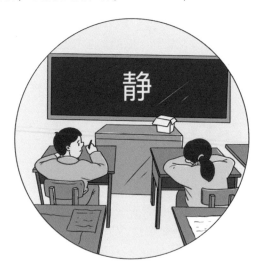

学校肺结核患者的密切接触者要做哪些筛查?

　　由于肺结核患者的密切接触者具有较高的发病和感染风险，因此其筛查的方法和程序比新生入学时更严格，须同时进行肺结核患者密切接触史询问、可疑症状筛查、结核杆菌感染检测和胸部影像学检查，以提高筛查效率。可疑症状筛查包括主要症状和其他常见症状筛查，其中主要症状为咳嗽、咳痰超过2周，痰中带血或咯血。结核杆菌感染检测方法包括结核菌素皮肤试验（TST）、重组结核杆菌融合蛋白（EC）皮肤试验和γ干扰素释放试验（IGRA）。胸部影像学检查应选择X线胸片，不采用X线胸透。因儿童和青少年尚处在发育期，为避免X射线对其生长发育的影响，胸部影像学检查不作为15岁以下者首次筛查项目。学校肺结核患者的密切接触者的筛查方法具体如下。

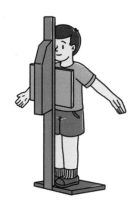

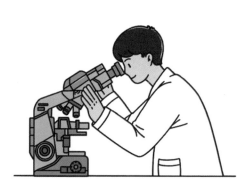

15 岁以下的接触者。同时进行肺结核可疑症状筛查和 TST 检测（有禁忌证者或有条件的地区可采用 EC 或 IGRA），对有肺结核可疑症状、TST 强阳性、EC 阳性、IGRA 阳性或病原学阳性肺结核病例的密切接触者须进行胸部 X 线检查。对需要鉴别诊断者可进一步采用 CT 等检查。

15 岁及以上的接触者。同时进行肺结核可疑症状筛查、TST 检测（有禁忌证者或有条件的地区可采用 EC 或 IGRA）和胸部 X 线检查。对需要鉴别诊断者可进一步采用 CT 等检查。

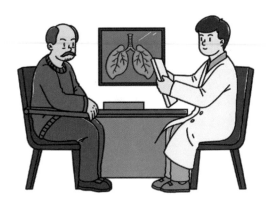

对有肺结核可疑症状、TST 强阳性、EC 阳性、IGRA 阳性或胸部 X 线检查异常者进行病原学检查，病原学检查阳性者须进一步开展菌种鉴定和药物敏感性试验。病原学阳性的标本、核酸及菌株应保留，以备进行结果复核及开展菌株同源性检测。

结核分枝杆菌潜伏感染的检测方法包括哪些?

目前最常用的结核分枝杆菌潜伏感染检测方法有三种,它们的免疫学机制不同,临床应用特点也不同。

(1) 结核菌素皮肤试验 (tuberculin skin test, TST)

基于Ⅳ型迟发型变态反应的皮肤试验,使用结核杆菌纯蛋白衍化物 (purified protein derivative, PPD) 抗原,采用皮内注射,经 48~72 小时判断是否存在结核分枝杆菌潜伏感染的情况。该方法操作简单,不需要特殊设备和实验室操作,是临床上广泛使用的结核分枝杆菌潜伏感染筛查和病原学阴性肺结核辅助诊断的免疫学方法。由于结核菌素有 200 多种抗原成分,其特异性易受卡介苗接种和非结核分枝杆菌感染的影响。

(2) γ 干扰素释放试验 (IFN-γ release assay, IGRA)

使用结核分枝杆菌蛋白质的多肽抗原,包括 ESAT-6、CFP-10 和 TB7.7 (p4),刺激效应 T 淋巴细胞分泌 γ 干扰素,定量检测 γ 干扰素的水平或计数,判断是否存在结核分枝杆菌潜伏感染的情况。目前最常用的产品有两种,一种是基于酶联免疫吸附试验 (ELISA) 的 Quanti FERON 试验,用于检测全血 γ 干扰素的水平;另一种是基于酶联免疫斑点试验 (ELISPOT) 的T-SPOT. TB 试验,用于检测结核分枝杆菌特异性效应 T 细胞斑点数。IGRA 采用的抗原与卡介苗及绝大多数非结核分枝杆菌无交叉,可避免卡介苗接种和非结核分枝杆菌感染的影响。由于其特异度较高,在临床上对病原学阴性的肺结核和肺外结核的辅助诊断应用价值较高。

（3）重组结核杆菌融合蛋白（EC）皮肤试验

通过基因工程方法表达 ESAT-6 和 CFP-10 两种蛋白的重组融合蛋白。ESAT-6 仅存在于致病性结核分枝杆菌中；CFP-10 可诱导分泌大量的 γ-干扰素，诱发迟发性变态反应。感染过结核分枝杆菌的机体，具有对结核分枝杆菌的识别能力，当再次被结核分枝杆菌感染或注入微量重组结核杆菌融合蛋白时，机体血管通透性增加，巨噬细胞在局部集聚、浸润，48～72 小时内可在局部出现红肿、硬结反应，据此判断是否存在结核分枝杆菌潜伏感染的情况。该方法具有操作简单、灵敏度和特异度高的特点，是结核分枝杆菌潜伏感染和病原学阴性肺结核诊断的新技术。

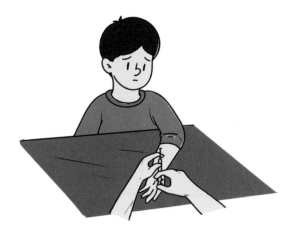

结核菌素皮肤试验（TST）须在左前臂屈侧做皮内注射，注射后在原地休息 15~30 分钟，无不适反应后方可离开。注射部位须避免手抓和接触污物，以免感染发炎；也不能涂抹任何药物和花露水、风油精、肥皂等，以免影响结果的判断。结核菌素皮肤试验注射后一般无不良反应，曾患过结核病或过敏体质者局部可能出现水疱、浸润或溃疡，有的受试者可能出现不同程度的发热，一般能自行消退或自愈，偶有严重者应及时到医院就诊。注射后约 72 小时须由医护人员进行结果判断。

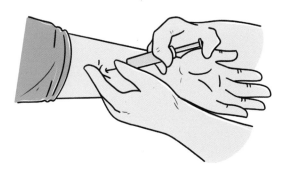

（1）不能进行结核菌素皮肤试验的情况

① 患急性传染病（如麻疹、百日咳、流行性感冒、肺炎等）、急性眼结膜炎、急性中耳炎、全身性皮肤病者。

② 有多种药物过敏反应史、癔症史。

③ 48~96 小时无法查验 TST 结果。

④ 临床医生判定不适合进行 TST 的其他情况。

以上情况者可用 γ 干扰素释放试验替代。

（2）结果及意义

注射后约 72 小时（48~96 小时）进行结果判定，结果以皮肤硬结为准。

① 阴性：硬结平均直径<5 mm 或无反应者为阴性。表示未受结核杆菌感染、处于感染前期、免疫系统受干扰或免疫功能低下等。

② 阳性：硬结平均直径≥5 mm 者为阳性。

③ 一般阳性：硬结平均直径≥5 mm 且<10 mm；中度阳性：硬结平均直径≥10 mm 且<15 mm。这两种情况表示感染过结核杆菌或接种过卡介苗，并不能说明患有结核病。

④ 强阳性：硬结平均直径≥15 mm 或局部出现双圈、水疱、坏死及淋巴管炎者。这表示体内受到结核杆菌的严重感染，发生结核病的机会多，应检查体内是否有活动性病变。

8 学校结核潜伏感染者为什么要进行预防性服药？

结核潜伏感染是指机体内感染了结核杆菌，但没有发生临床结核病，没有临床细菌学或影像学方面活动结核病的证据。结核潜伏感染者没有症状、体内没有病灶，也不具有传染性，可以和正常人一样生活。但这些人中有部分人在机体抵抗力下降时可能发生结核病，结核潜伏感染者发展为结核病患者的概率为 5%~10%，且发病时间大多集中在感染后的 2 年之内。

结核潜伏感染者是否会发展为结核病患者，主要与结核杆菌的数量、细菌的毒力、感染者的抵抗力等有关。当人体抵抗力下降时，在体内一直潜伏的结核杆菌会快速生长、大量繁殖，结核潜伏感染者也会因此发病并出现结核病相应的症状。

结核潜伏感染者进行预防性服药，可以使其发病的风险大大减小。有研究显示，结核潜伏感染者规律的全程的预防性服药，可以降低 60%~90% 的发病风险。预防性服药一般使用 1~2 种抗结核药，服药时间一般为 3~6 个月。

因此，当学生有明确的肺结核患者接触史，并被确定为结核潜伏感染者时，强烈推荐进行预防性服药。《中国学校结核病防控指南》（2020 版）中要求的预防性服药对象主要有单纯 TST 强阳性或 IGRA 阳性者，《结核潜伏感染人群预防性治疗手册》中要求重组结核杆菌融合蛋白（EC）皮肤试验阳性者也是预防性服药对象。

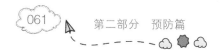

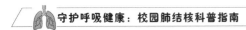

　　结核潜伏感染者的预防性治疗包括化学预防性治疗，即预防性服药和免疫预防性治疗。学校结核潜伏感染者推荐预防性服药。

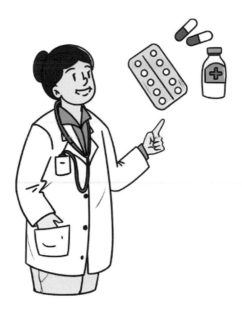

9 学生结核病预防性治疗的条件及方案有哪些？

学生进行结核病预防性治疗需要满足以下条件：① TST 强阳性、TST 硬结平均直径 2 年内净增值 ≥10 mm、EC 皮肤试验阳性或 IGRA 阳性，HIV 感染者/AIDS 患者的 TST 硬结平均直径 ≥5 mm；② 无活动性结核病临床症状和体征；③ 胸部影像学检查未见活动性结核样病变；④ 无预防性治疗禁忌证。

结核病定点医疗机构的医生在制订学生结核病的预防性治疗方案时，一方面，由于中国患者异烟肼耐药率较高，用于学生结核病预防性治疗的四种方案须有一定的先后顺序（表 3）；另一方面，选择具体方案时，还须考虑学生的年龄、对药物的耐受性、疗程长短、服药依从性和督导便利性等因素。

若已明确传染源是利福平耐药患者，密切接触者的预防性治疗目前暂无标准化推荐方案，治疗方案应由地（市）级及以上的耐药结核病临床专家组根据传染源的耐药谱制订，并须做详细的风险评估和治疗方案论证。

表3 学生结核病预防性治疗推荐方案

方案	药物	剂量				用法	疗程
		成人/（mg/次）		儿童			
		<50 kg	≥50 kg	推荐剂量/[（mg·kg⁻¹）/次]	最大剂量/（mg/次）		
1. 异烟肼、利福平联合方案	异烟肼	300	300	10	300	每日1次	3个月
	利福平	450	600	10	500		
2. 异烟肼、利福喷丁联合间歇方案	异烟肼	500	600	10~15	300	每周2次	3个月
	利福喷丁	450	600	10（>5岁）	450（>5岁）		
3. 单用异烟肼方案	异烟肼	300	300	10	300	每日1次	6~9个月
4. 单用利福平方案	利福平	450	600	10	450	每日1次	4个月

10 结核病预防性治疗应注意什么？

世界卫生组织在《2022 年全球结核病报告》中指出，全球近 1/4 的人已感染了结核杆菌，感染人数约为 20 亿。我国是全球结核潜伏感染（LTBI）负担最重的国家之一，约 3.6 亿人感染了结核杆菌。结核潜伏感染者中 5%～10% 的人将发展为结核病患者，结核病高危人群发展为结核病患者的概率更高。多项研究表明，对新近感染者和免疫力低下的 LTBI 者给予预防性治疗，可以减少 60%～90% 的发病数，预防性服药是降低 LTBI 发展为活动性结核病的重要措施。

那么，我们在进行结核病预防性服药时要注意什么呢？

（1）做到应服尽服

预防性服药可以显著降低结核潜伏感染者发病的风险，防止结核杆菌在学校持续传播和蔓延，减少学校聚集性疫情的发生。凡是符合结核病预防性服药要求的师生均应进行预防性服药，否则应在首次密切接触者筛查后第 3 个月、第 6 个月和第 12 个月的月末各进行 1 次症状筛查和胸片检查。

（2）全程服药

预防性服药方案目前有单用异烟肼 6～9 个月方案、异烟肼和利福平联合用药 3 个月方案、单用利福平 4 个月方案、异烟肼和利福喷丁联合用药 3 个月方案等，用药方案一旦确定，就要按照方案的要求坚持进行全程服药，保证预防性服药的效果。

（3）规律服药

不规律服药容易导致预防性服药失败，甚至产生耐药性，服药期间学生要做好服药自我管理，同时由校医、班主任或辅导员作为督导员开展直接面视下的全程督导服药管理（DOT），并填写服药卡，定期向属地疾控中心报告相关情况。对不规律服药者视同未服药，应定期进行胸部 X 线检查。

（4）开展不良反应监测

服药期间要做好消化系统、视力、皮肤、神经系统和神经系统的随访问诊工作，并按照要求定期进行血常规、肝肾功能等的检查，直至疗程结束。

（5）进行结核病相关的医学监测

一旦发现身体任何部位发生活动性肺结核症状，应停止预防性治疗，转为活动性肺结核患者规范治疗。

（6）疗程结束时须进行一次胸部 X 线检查

如未见异常，则预防性治疗终止；如发现异常阴影，须进行临床排查，若诊断为肺结核，则立即转为活动性肺结核患者规范治疗。

学生肺结核患者的家人
如何做好防护？

学生肺结核患者的家人作为家庭内密切接触者，需要采取正确的防护措施，在做好科学防护的同时帮助肺结核患病学生进行积极治疗。

首先应进行肺结核可疑症状的筛查，咳嗽、咳痰超过 2 周，咯血或有血痰者，应及时到正规的医疗机构或结核病定点医疗机构进行相关检查，半年和 1 年后均要再次进行肺结核可疑症状的筛查；在开始实施结核潜伏感染者预防性治疗的地区，还要对患者的家人进行结核感染的检测，特别是 5 岁以下儿童。

对有可疑症状者或结核感染者采用 X 线胸片筛查肺结核，没有肺结核也没有感染结核者应做好健康监测，定期随访，出现异常及时就诊。

对没有结核病但被判定为结核潜伏感染者，应在医务人员指导下进行预防性治疗，以降低未来发病风险。

肺结核患者的家人最好与患者分室单独居住，如住房条件不宽裕，可单独睡一床；家人应关心爱护患者，督促其积极治疗，按时服药，定期复查；患者的衣物、被褥要经常洗晒，患者用过的餐具、毛巾可煮沸消毒；督促患者养成良好的卫生习惯，患者治疗期间应坚持佩戴口罩，不要亲近婴幼儿，不近距离对着家人大声说话、咳嗽和打喷嚏，不随地吐痰，要将痰吐于纸或带盖痰盂里，然后焚烧或消毒。

　　肺结核患者的家人还应注意环境通风，经常开窗通风可使空气中结核杆菌含量下降，降低传播风险；同时做好个人防护，加强营养，规范个人健康生活行为，增强免疫力，以降低结核病的发生概率。

12 杀灭结核杆菌的方法有哪些？

结核杆菌表面具有较强的疏水性，故其抵抗力较其他细菌强。结核杆菌对低温抵抗力强，能在阴湿处生存 5 个月以上。此外，菌体脂质可以防止水分丢失，故结核杆菌耐干燥，能在干燥的痰中存活 6~8 个月。根据结核杆菌的特性，常用杀灭结核杆菌的方法有以下几种。

（1）通风换气

通风是最简单有效的空气净化方法。每天开窗通风不少于 2 次，每次 70 分钟以上，可有效降低空气中的结核杆菌含量。

（2）紫外线消毒

结核杆菌对紫外线敏感，使用紫外线灯进行物品表面消毒时，灯管距离物品表面不得超过 1 米，照射强度必须大于 70 μW/cm²，照射时间超过 30 分钟。进行室内空气消毒时，房间内要清洁干燥，温度低于 20 ℃或高于 40 ℃，相对湿度大于 60%时，适当延长照射时间。定期检测紫外线的照射强度，当照射强度低于要求值时应及时更换。同时，应保持紫外线灯表面清洁，每周用乙醇擦拭 1 次，发现灯管表面有污渍应随时擦拭。

（3）湿热消毒

结核杆菌对湿热抵抗力较弱，65 ℃持续 30 分钟或 95 ℃持续 1 分钟可杀死结核杆菌，煮沸 10 分钟可以达到杀菌效果。煮沸消毒适用于患者用过的餐具、毛巾、内衣等物品。

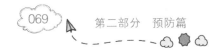

（4）干热消毒

适用于患者用过的废弃物和痰液，可将痰吐入纸巾或纸杯等用品中进行焚烧。

（5）日光照射

日光的热、干燥和紫外线的作用可杀灭结核杆菌。日光照射适用于床垫、毛毯、书籍、衣服等物品消毒，可将物品放在阳光下暴晒 6 小时，期间要定时翻动。

（6）化学消毒

可使用过氧乙酸，采用熏蒸或超低容量喷雾的方法进行消毒。痰液、患者使用过的棉质衣被等可用有效氯含量为 500 mg/L 的含氯消毒液浸泡 30 分钟。物品表面和地表可使用过氧乙酸、含氯或含溴消毒剂进行喷洒或湿式擦拭，其中含氯消毒剂浓度应为 1 000 ~ 2 000 mg/L。消毒期间门窗关闭，不能有人活动，消毒结束后须开窗通风换气。由于化学消毒剂对人体有害，不建议每天使用。

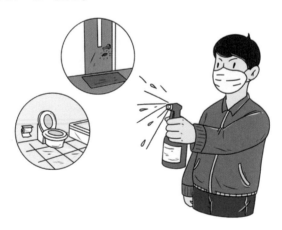

为什么要保护我们的呼吸道？

我们的呼吸道从鼻腔开始，经过咽、喉、气管、支气管，到达肺部，其中鼻、咽、喉合称上呼吸道，气管、支气管、肺部合称下呼吸道。呼吸道是肺呼吸时气流所经过的通道。除了我们熟知的呼吸功能外，呼吸道还具有其他重要作用：① 呼吸道会对吸入的冷空气进行加温，减少冷空气对气管和肺部的刺激。② 呼吸道的黏膜可以让呼吸的空气变得更加湿润，减少干燥空气对支气管的损伤，防止支气管黏膜失去防御功能。③ 呼吸道的黏膜可以分泌黏液，阻挡空气中所含的细菌、尘埃、颗粒，且呼吸道内的纤毛柱状上皮可以呈波浪样运动，将细菌通过咳嗽排出体外。呼吸道虽然功能强大，但不能清除空气中的所有有害物质，它对空气的处理能力是有限的。如果我们周围的空气不洁净，含有可能致病的微生物，那么它们就很容易通过呼吸进入我们的呼吸道，最终到达肺泡，引起疾病。

肺结核是一种由结核分枝杆菌引起的呼吸系统传染病，主要通过呼吸道传播，病灶主要发生于肺组织、气管、支气管，对人体危害较大，会使人体体质减弱。肺结核的预防以预防呼吸道感染为主。健康的呼吸道拥有过滤和清洁作用，可以阻挡和清除随空气进入呼吸道的细菌、病毒，以及物理、化学等有害物质，使进入肺泡的气体几乎清洁无菌。因此，保护好我们的呼吸道对肺结核的预防至关重要。

肺结核患者呼吸道飞沫中含有大量的结核杆菌，可以通过咳嗽、咳痰、打喷嚏、大声说话等近距离传染给周围健康的人群；肺结核患者呼吸道分泌物中直径小于 5 μm 的颗粒物可以长时间在空气中悬浮，健康人群吸入这些颗粒物后可能被结核杆菌感染。

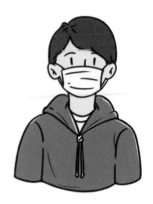

预防肺结核，可以通过佩戴口罩阻挡结核杆菌的入侵，一般可以选择使用医用外科口罩或 N95 型口罩，这类口罩能够有效过滤空气中的细菌和病毒，阻止结核杆菌通过呼吸道进入体内。其他口罩如纸质口罩、活性炭口罩及棉布口罩等，没有过滤空气的作用且密闭性差，不具有良好的预防效果，因此不建议使用。

选择正确的口罩后，正确佩戴口罩也非常重要，下面用六个步骤教您正确佩戴口罩。

① 检查口罩的有效期及外包装。

② 佩戴口罩前后清洗双手，注意手部卫生。

③ 分辨口罩正反，一般鼻夹侧朝上、深色面朝外或褶皱朝下。

④ 佩戴口罩时，上下拉开褶皱使口罩覆盖口、鼻、下颌，

将双指指尖置于鼻夹中部，一边向内压、一边顺着鼻夹向两侧移动，适当调整口罩使其周边充分贴合面部。

⑤ 发现口罩有明显潮湿、污染或使用时间超过 4 小时，需要及时更换。

⑥ 废弃的口罩须系带弃于医疗垃圾桶内。

"七步洗手法" 你掌握了吗？

正确洗手是预防疾病传播的有效方法。使用"七步洗手法"清洁自己的双手，可以清除手部污物和细菌，预防接触感染，减少传染病的传播。"七步洗手法"的具体步骤如下：在流动水下淋湿双手，取适量洗手液（或肥皂）均匀涂抹至整个手掌、手背、手指和指缝，洗手全过程要认真揉搓。掌心相对，手指并拢，相互揉搓；手指、手背沿指缝相互揉搓，交换进行；掌心相对，双手交叉，指缝相互揉搓；弯曲手指，使

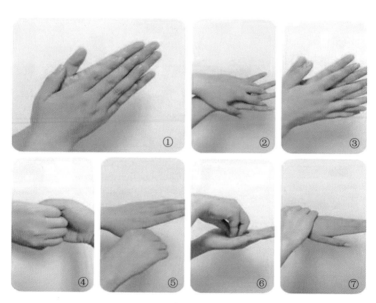

七步洗手法

一手指关节在另一手掌心旋转揉搓，交换进行；右手握住左手大拇指旋转揉搓，交换进行；将手指尖并拢放在另一手掌心旋转揉搓，交换进行；一手旋转揉擦另一手的腕部，交换进行。注意清洗戴手表和装饰品的部位，应先摘下饰物再进行彻底清洁。

不留死角的"七步洗手法"，简单来说，就是7个字的口诀：内、外、夹、弓、大、立、腕。

肺结核的主要传播途径是经呼吸道传播，健康个体与活动性肺结核患者接触时，能否吸入结核杆菌取决于空气中带菌飞沫的浓度和滞留时间。结核杆菌的生命力是比较强的，对于干燥、寒冷、酸性和碱性都有一定抵抗力，一般情况下结核杆菌在干燥的痰内可以存活 6~8 个月，在阴冷潮湿的室内存活时间更长。开窗通风是有效降低空气中带菌飞沫浓度的方法，通过引入室外新鲜空气，稀释室内空气，能够有效减少空气中结核杆菌的含量，从而降低健康个体吸入结核杆菌的风险。因此，养成定时开窗通风的习惯是预防包括肺结核在内的呼吸道传染性疾病的重要措施。

　　学校作为人员高度聚集的场所，极易发生肺结核的传播。学习压力大、生活作息不规律、缺乏体育锻炼、卡介苗保护时效有限、免疫系统尚未成熟等多种因素导致学生免疫力较低，感染结核杆菌后容易发生肺结核。学校一旦出现 1 例肺结核患者，后续极有可能出现肺结核疫情暴发。为了预防学校发生肺结核疫情，保证师生身体健康，学校的教室、宿舍、图书馆、食堂等学生学习和生活的主要场所经常开窗通风是非常重要的。特别是近年来随着经济水平的提高，学校空调已基本普及，在炎热的夏季和寒冷的冬季室内长时间使用空调更要注意开窗通风，保持室内空气流动。

17 如何提高学生的免疫力？

学生免疫力的强弱与肺结核的发生发展密切相关，免疫力比较强的个体可以抵抗一部分结核杆菌的入侵因而不容易感染肺结核，而免疫力比较弱的个体吸入结核杆菌后很容易给肺部带来损伤引发肺结核。因此，我们可以在饮食、运动、睡眠、药物治疗等方面采取综合措施来提高学生的免疫力，预防疾病的发生发展。

（1）饮食方面

调整饮食结构，注意营养均衡。多食富含维生素和矿物质的蔬菜和水果，如菠菜、西兰花、苹果、橙子等；适当增加含优质蛋白质的食物，如牛奶、鸡蛋等；避免挑食、偏食等不良饮食习惯。

（2）运动方面

中小学生每日需要保证至少 2 小时的户外活动时间，其中应包含至少 1 小时的体育锻炼时间。充足的运动量有助于改善学生身体素质从而提高免疫力。

（3）睡眠方面

充足的睡眠是提高免疫力的关键，学生每天需要至少 8 小时的睡眠时间，保证睡眠时间的同时也要注意睡眠质量，每天尽量在 22 点之前进入睡眠，深度睡眠时间尽量超过 6 小时。

（4）药物方面

及时接种流感疫苗、肺炎疫苗等常见易感染疾病的疫苗。

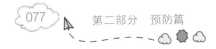

同时，免疫力较低的学生可以在医生的指导下酌情服用一些增强免疫力的药物。

（5）其他方面

养成良好的卫生习惯，饭前便后勤洗手，室内多开窗通风；切勿暴饮暴食引起肠道负荷增加；出现身体不适症状时不要盲目用药，以免因抗生素滥用而发生免疫力低下。

第三部分　治疗篇

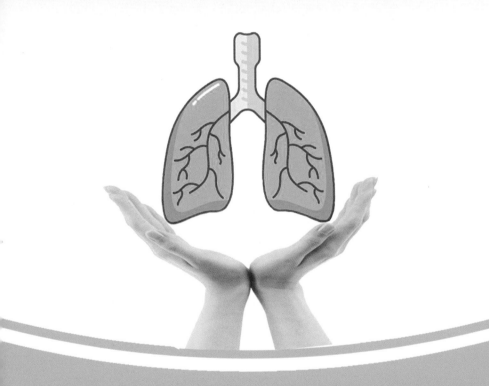

疑似肺结核患者为什么必须到结核病定点医疗机构就诊？

为了使肺结核患者及疑似患者及时得到专业的诊断，并接受规范的治疗和管理，各级卫生行政部门在各市、县、区设立了结核病定点医疗机构，专门提供结核病诊疗服务。疑似肺结核患者必须到结核病定点医疗机构就诊的原因如下。

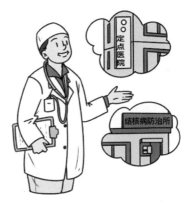

① 结核病定点医疗机构是结核病的专业防治机构，具有专业的技术人员和丰富的诊治经验，可以为患者做出正确的诊断。

② 结核病定点医疗机构会对确诊的结核病患者进行登记，并与相关卫生服务机构联系，为患者提供治疗管理服务，保证患者能得到正规的治疗。

③ 到结核病定点医疗机构就诊，患者可享受国家和地方有关结核病检查与治疗的优惠政策，例如结核病定点医疗机构可提供国家结核病防治规划规定的免费抗结核药。

④ 结核病定点医疗机构的医生会对就诊的患者及其家属进行健康教育，提供有关结核病的防治知识和诊疗咨询。

⑤ 结核病定点医疗机构的结防门诊及病房在管理控制、环境工程及个人防护等方面有专业的布局和措施，患者及时去结核病定点医疗机构就诊能减少结核病在人群中的传播。

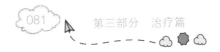

目前诊断肺结核的检查主要有两种：一种是留痰进行病原学检查，另一种是胸部影像学检查。同时还包括症状问诊、体征检查、流行病学史调查及相关实验室辅助检查等。

（1）留痰进行病原学检查

结核杆菌进入人体后，往往会在肺部大量繁殖并造成肺部病变，繁殖的结核杆菌及坏死的肺组织会随着痰液被咳出来。对这些痰液进行涂片，并经过染色，有可能发现结核杆菌。同时，对痰液中的结核杆菌进行分离培养及分子生物学检查等也能判断体内是否存在结核杆菌。

凡是体内发现结核杆菌的患者（即病原学阳性患者）均要进行耐药筛查，以判断感染的结核杆菌是否对常见的一线、二线抗结核药敏感，从而及时选择最佳方案进行抗结核治疗。

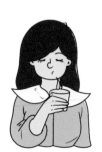

留痰检查

（2）胸部影像学检查

一部分肺结核患者，由于痰液留取方法不正确、细菌量过少等，痰液中查不到结核杆菌，这部分患者可以通过胸部影像学检查发现肺部被结核杆菌破坏的影像，从而诊断为肺结核。

胸部影像学检查主要包括胸部 X 线检查和胸部 CT 检查，两种检查都可以较好地显示肺部的病理改变。15 岁及以上的就诊者可通过胸部 X 线检查明确是否有肺结核、胸腔积液或纵隔淋巴结结核等，如需要鉴别诊断，可以进行胸部 CT 检查；15 岁以下的就诊者要先进行结核菌素试验（或 γ 干扰素释放试验）及相关的结核病实验室检查，对结核菌素试验强阳性和（或）病原学阳性者，以及需要与其他肺部疾病鉴别诊断者，应进行胸部影像学检查。

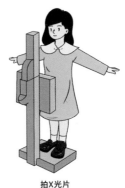

拍X光片

（3）其他辅助性检查

对于通过以上两种方法不能确诊的疑似肺结核患者，可以进行如下检查。

① 结核菌素试验、γ 干扰素释放试验或结核抗体检测。免疫学检查主要反映机体受结核杆菌感染的情况，不能说明是否患结核病，因此只能作为辅助检查。

② 支气管镜检查。当患者咳嗽症状较重但肺内无明显病灶，或肺内疾病需要与肺癌等其他疾病进行鉴别时可以做支气管镜检查。

③ 试验性抗炎治疗。当需要与肺炎进行鉴别时，一般要进行试验性抗炎治疗，2 周后通过胸部 X 线检查或胸部 CT 检查进行复查。

④ 试验性抗结核治疗。抗炎治疗后仍怀疑患有肺结核的患者，可进行试验性抗结核治疗。

⑤ 肺穿刺活检。有些肺结核疑似患者可根据病情需要进行肺穿刺活检，以进一步明确诊断。

第三部分　治疗篇

怎样留取合格的痰标本？

痰是人们因呼吸时吸入结核杆菌等异物，诱发肺部、呼吸道的炎性反应，而产生的一种黏稠状液体，痰被纤毛像海浪一样从肺部经细小的支气管向上一路运送到支气管、气管。黏液到咽喉时，人受到刺激会产生咳嗽动作，将其吐出来，这团吐出的东西就是痰。咳痰是肺结核的症状之一。这里所指的痰主要是从肺深处咳出的黏稠状液体，并非唾液和鼻涕。查痰不仅是确诊肺结核最可靠的方法，也是了解抗结核治疗是否有效的方式。

为提高痰标本采集的质量和安全性，请按照以下步骤操作。

① 用清水漱口 2 次，清除口中存在的食物残渣等，避免口腔杂质影响痰液质量；戴假牙者须摘掉义齿。

② 深呼吸 2~3 次后深吸气，保持几秒。

③ 发自胸腔地深咳。

④ 把痰盒接在唇下，小心地把痰吐在痰盒中。

⑤ 小心地盖上痰盒盖子，并确认已经盖紧。

⑥ 确认痰盒上标注有自己的姓名、采集时间和日期。

⑦ 采集完后洗手。

清洁口腔

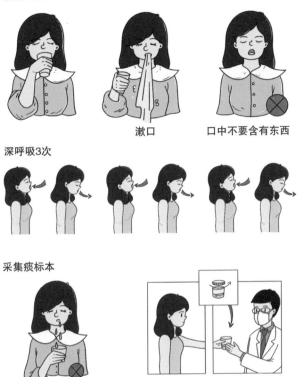

漱口　　　口中不要含有东西

深呼吸3次

采集痰标本

不要唾液（口水）

　　早上起床第一件事（吃早餐前）就是留痰，通常能获得质量较佳的痰标本，这是因为一夜过后呼吸道里容易聚积更多的分泌物。晨间痰中结核杆菌的检出率最高。即时痰、夜间痰也可检出结核杆菌。

　　实在咳不出痰怎么办？以下方法有助于咳出稀释或松动黏稠的痰分泌物。

① 多喝热水。

② 用鼻子深深吸入大量热蒸气。

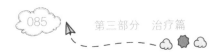

③ 轻拍并按摩后背。

④ 慢跑。

⑤ 爬楼梯。

经过以上方法仍无法获得达标的痰标本，可在医务人员的协助下尝试雾化引痰。

留取痰标本还需要注意以下几点。

① 用于检查的最可靠的痰标本来自患者肺部深处。唾液或鼻涕都不是合适的标本。

② 为减少结核杆菌的传播，最好在户外或空气流通的房间内采集痰液，不要在如卫生间这样的狭小空间内进行，更不要直接面向他人咳痰。

③ 留痰前不要使用漱口液或牙膏等清洁口腔。

④ 尽快将痰标本送至检测点，途中避免高温和暴晒。痰标本最好在采集后 3 日内送至检测点。痰标本在送往检测点之前最好放入冰箱冷藏（切勿冷冻）。

⑤ 确保采集的痰标本足量（3~5 毫升/份）。

⑥ 合格的痰标本一般为干酪痰、血痰或黏液痰。

可参考下图确认采集的痰标本是否达标。

  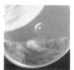

√ 合格　√ 合格　√ 合格　✕ 不合格

如蛋白黏液　　脓性　　痰中带血　　稀清、有水泡

肺结核的治疗原则是什么？

肺结核治疗应遵循"早期、联合、适量、规律、全程"原则。肺结核并不可怕，只要按照上述治疗原则坚持治疗，绝大多数患者可治愈。

（1）早期

任何疾病都强调早发现、早诊断、早治疗，肺结核也不例外。越早接受治疗，药物发挥作用的效果越好，越有利于病变吸收，可逆性越强，甚至可能不留病灶。反之，如果不及时治疗，小病也会拖成大病，导致治疗的难度加大。

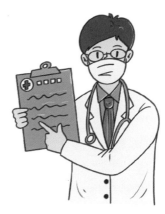

（2）联合

无论初治还是复治的肺结核患者均要联合用药。联合用药是指联合两种或两种以上抗结核药进行治疗。一般情况，强化期会联合四种抗结核药进行治疗，巩固期会联合两种抗结核药进行治疗。联合用药既能提高杀菌效果，又可减少耐药性的产生，从而使治疗方案取得最佳效果。

（3）适量

"是药三分毒"，几乎所有药物都有一定毒副作用，抗结核药也不例外。因此，抗结核药的使用必须有一个适当的剂

量，这样才能在达到治疗目的的同时，尽可能降低药物给人体带来的毒副作用。医生在制订治疗方案时也应充分考虑患者的情况，如在用药和确定剂量时参考患者的基础疾病和体重等；患者在服药时一定要遵医嘱，不可私自增加或减少药物用量。

（4）规律

规律是指要在医生指导下规律服用抗结核药，做到按时服药，一顿不漏。结核杆菌是一种分裂周期长、生长繁殖缓慢、杀灭难度大的细菌，因此在治疗上必须规律用药，绝不可自觉症状缓解就自行减少服约量或随意停药，这样极有可能造成治疗失败，甚至产生耐药。

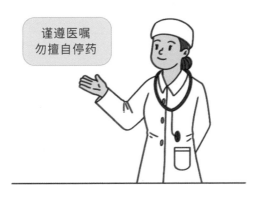

（5）全程

保证完成方案所规定的疗程即全程。时间一般为 6～8 个月，有时更长。同样，由于结核杆菌的特点，随意停药很可能会导致耐药的发生。因此，一定要坚持全程治疗。

常见抗结核药有哪些？

5

传统上，抗结核药按作用效果与副作用大小可分为一线抗结核药物和二线抗结核药物。

（1）一线抗结核药物

一线抗结核药物主要有异烟肼（isoniazid，INH 或 H）、利福平（rifampicin，RFP 或 R）、乙胺丁醇（ethambutol，EMB 或 E）、吡嗪酰胺（pyrazinamide，PZA 或 Z）、链霉素（streptomycin，SM 或 S）。

一线抗结核药物相对来说疗效好、副作用小，价格也相对经济实惠，使用性价比高。

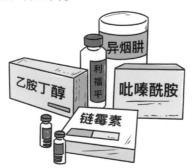

（2）二线抗结核药物

二线抗结核药物主要有：丙硫异烟胺（protionamide，PTH）、环丝氨酸（cycloserine，C 或 Cs）、特立齐酮（terizidone，Trd）、对氨基水杨酸（para-aminosalicylic acid，PAS），氟喹诺酮类药物如莫西沙星（moxifloxacin，Mfx）、左

氧氟沙星（levofloxacin，LVFX 或 L）、氧氟沙星（ofloxacin，OFLX 或 O），注射用抗结核药物有卡那霉素（kanamycin，KM 或 K）、阿米卡星（amikacin，Am）、卷曲霉素（capreomycin，CPM 或 C），其他新兴抗结核药物如氯法齐明（clofazimine，Cfz）、利奈唑胺（linezolid，Lzd）、贝达喹啉（bedaquiline，Bdq）、德拉马尼（delamanid，Dlm）等。

二线抗结核药大多价格昂贵，使用时要根据患者的具体情况，如果患者存在对一线抗结核药物产生耐药性的情况，可主要选择二线抗结核药物进行治疗。

一线抗结核药物和二线抗结核药物分别在什么情况下使用？

一线抗结核药物主要用于普通结核病治疗，二线抗结核药物主要用于耐药结核病治疗。

异烟肼、利福平、链霉素、乙胺丁醇和吡嗪酰胺是当前我国使用最多的一线抗结核药物。近年来利福布汀、利福喷丁也开始广泛应用于临床，这些抗菌药物的抗菌活性更强，药代动力学优势更明显，被世界卫生组织列为一线抗结核药物。

当一线抗结核药物治疗效果不佳且药物敏感性检测提示存在耐药性时，应根据药敏试验结果调整治疗方案，使用一些二线抗结核药物。

对利福平耐药、耐多药及广泛耐药的结核病患者，世界卫生组织将二线抗结核药物分为 A、B、C 三组形成方案进行治疗（表4）。

在能够获得 A 组和 B 组药物的情况下，两组药物都需要选择，如果不能获得贝达喹啉，可以考虑用注射类药物替代。

表4　利福平耐药/耐多药/广泛耐药治疗药物分组

组别	药物
A 组	左氧氟沙星
	莫西沙星
	贝达喹啉
	利奈唑胺

续表

组别	药物
B 组	氯法齐明
	环丝氨酸或特立齐酮
C 组	乙胺丁醇
	德拉马尼
	吡嗪酰胺
	亚胺培南/西司他丁或美罗培南
	阿米卡星、链霉素或卷曲霉素
	乙硫异烟胺或丙硫异烟胺
	对氨基水杨酸

常见的抗结核药的不良反应有哪些？

　　药物不良反应是指合格药物在正常用法、用量下出现的与用药目的无关或意外的有害反应。患者一旦出现药物不良反应，要及时报告医生并到结核病定点医疗机构就诊。

　　常见的抗结核药的不良反应有如下几种。

　　（1）胃肠道反应

　　抗结核药中的丙硫异烟胺、对氨基水杨酸钠、吡嗪酰胺、乙胺丁醇、利福平可引起胃肠道反应，常表现为恶心、呕吐、胸口烧灼感、腹胀、腹痛和腹泻，个别患者可出现胃炎、胃溃疡及胃出血。

　　（2）肝损害

　　抗结核药中可引起肝损害的药主要有丙硫异烟胺、吡嗪酰胺、对氨基水杨酸钠、利福平、异烟肼、乙胺丁醇、氟喹诺酮类。70%~80%的肝损害发生在用药后2个月内，主要表现为乏力、缺乏食欲、恶心、呕吐、上腹不适及胀痛、肝大、肝区压痛、尿色加深，如伴有黄疸可能有皮肤、巩膜黄染。

　　（3）神经系统损害

　　异烟肼、丙硫异烟胺、环丝氨酸、氟喹诺酮类抗结核药可引起头痛、失眠及外周神经炎症状（肢体末端感觉异常、麻木）等。链霉素、阿米卡星、卷曲霉素可引起听神经损害，如耳蜗损害及前庭损害。耳蜗损害往往先出现高频听力减退甚至消失，继以耳聋。前庭损害表现为眩晕、恶心、呕吐、平衡失调、步态不稳等。乙胺丁醇、利奈唑胺可引起视神经损害，临床表现为眼部不适、眼部有异物感、视觉异常、视力下降等。

（4）过敏反应

链霉素、对氨基水杨酸钠、利福平可引起变态反应，主要表现为皮肤瘙痒、皮疹、腹泻、发热等。

（5）血液系统损害

抗结核药中可引起血液系统损害的药主要有利福平、异烟肼、氟喹诺酮类、利奈唑胺，主要表现为中性粒细胞减少、贫血、血小板减少，出、凝血时间和凝血酶原时间延长。

（6）肾脏毒性

链霉素、阿米卡星、卷曲霉素、利福平可引起肾功能损害，患者早期可无症状，随着病情进展可出现厌食、恶心、呕吐，严重者全身水肿或少尿（少于400毫升/天），也可伴有消化道出血等，化验检查有蛋白尿、管型尿和血尿，严重者出现肾功能衰竭。

（7）其他

抗结核药的不良反应还有电解质紊乱、骨关节损害、精神症状、Q-Tc间期延长、甲状腺功能减退。

常见抗结核药的不良反应和可疑抗结核药见表5。

表5　常见抗结核药的不良反应和可疑抗结核药

不良反应类型	可疑抗结核药
胃肠道反应	丙硫异烟胺，对氨基水杨酸钠，吡嗪酰胺，乙胺丁醇，利福平
肝损害	丙硫异烟胺，吡嗪酰胺，对氨基水杨酸钠，利福平，异烟肼，乙胺丁醇，氟喹诺酮类

不良反应类型		可疑抗结核药
神经系统损害	外周神经炎	环丝氨酸，异烟肼，氟喹诺酮类，利奈唑胺
	听神经损害	链霉素，阿米卡星，卷曲霉素
	视神经损害	乙胺丁醇，利奈唑胺
过敏反应		链霉素，对氨基水杨酸钠，利福平
血液系统损害		利福平，异烟肼，氟喹诺酮类，利奈唑胺
肾脏毒性		链霉素，阿米卡星，卷曲霉素，利福平
电解质紊乱		卷曲霉素，阿米卡星，链霉素
骨关节损害		吡嗪酰胺，氟喹诺酮类
精神症状		环丝氨酸，异烟肼，氟喹诺酮类，丙硫异烟胺
Q-Tc 间期延长		贝达喹啉，莫西沙星，氯法齐明，德拉马尼
甲状腺功能减退		对氨基水杨酸钠，丙硫异烟胺

如何保存抗结核药？

　　根据《中华人民共和国药典》（2010 年版）中关于药品储藏条件的规定，每种药品都应根据药品标示的贮藏条件要求，分别储存于常温处、阴凉处或冷处。通常情况下，抗结核固定剂量复合制剂应储存于不高于 20 ℃的环境中，抗结核散装药品（包括二线抗结核药）应储存在 30 ℃以下的环境中。

　　肺结核患者保存抗结核药应做到以下几点。

　　① 所有的抗结核药都应放在阴凉、通风、干燥处，注意不要挤压，避免潮湿、阳光照射。

　　② 复合制剂药物要求存放在避光、干燥的环境中，如果室内温度过高，可将药品存放在冰箱的冷藏室内，不可存放在冷冻室里。

　　③ 放在儿童接触不到的地方。

　　④ 严禁与易燃易爆品放在一起。

　　⑤ 经常检查药品外观有无异常，如果出现异常，应咨询医生后再服用。

　　⑥ 如果需要短时间外出，应告知医生，带足够量的药品，并低温、避光保存。

　　重要提醒：抗结核药须妥善保存，若存放不当容易变质，储存时间过久会失效。

肺结核患者为什么要定期复查？

肺结核患者的治疗和康复是一个漫长的过程，少则数月，多则数年。在这个过程中，定期进行复查是及时掌握病情演变和转归的必要手段，所以肺结核患者在治疗中或治疗完成后都要定期复查。

对于治疗中的肺结核患者，应按照规范开展胸部影像学、肝肾功能、病原学等随访检查，其目的是了解疾病对治疗的反应，如病灶是否被吸收，痰结核菌是否阴转或减少，从而评估所采用的化疗方案是否合理、有效。另外，通过定期复查还可以及时发现服药过程中出现的药物不良反应，并给予及时处理，减少和杜绝严重后果的发生。

对于已完成疗程，达到临床治愈已停药的患者，定期复查有两个作用：一是可以观察远期治疗效果，二是可以及时发现复发的患者。部分治愈的患者抵抗力降低时，体内未被完全杀灭的休眠结核杆菌可重新活跃，生长繁殖，造成结核病的复发。定期复查可以及时发现复发患者，以便及时治疗，争取彻底治愈。

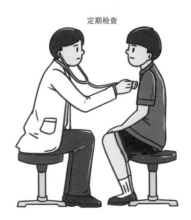

定期检查

10 肺结核患者不规律服药的危害有哪些？

　　肺结核患者应遵医嘱坚持全程规律服药，若漏服药、间断服药或私自停药，会直接影响治疗效果，导致初治失败，产生许多难治、复治病例，甚至诱发多耐药、耐多药肺结核（诊断复杂、治疗困难、疗程长、费用高），严重危害患者的身体健康。

　　肺结核患者不规律服药不仅影响患者本身，还会造成社会危害。不规律服药的患者体内的结核杆菌反复繁殖，导致疾病迁延不愈，形成慢性排菌。患者排菌期延长，意味着其传染期也会加长，可传染更多健康人。

耐药肺结核与普通肺结核有什么区别？

耐药肺结核与普通肺结核的区别主要表现在以下六个方面。

（1）感染的结核杆菌

耐药肺结核患者感染的结核杆菌对一种或多种抗结核药具有耐药性，普通肺结核患者感染的结核杆菌对抗结核药是敏感的。有些耐药肺结核患者感染的就是耐药结核杆菌，有些患者是由于治疗不规范引起某些菌群发生了选择性耐药突变。

（2）治疗药物及疗程

耐药肺结核患者的治疗疗程比较长，是普通肺结核患者的3~4倍，一般需要9~20个月。普通肺结核患者使用一线抗结核药物（异烟肼、利福平、乙胺丁醇、吡嗪酰胺等）治疗，疗程一般为6~9个月。

（3）治疗费用

普通肺结核患者使用一线抗结核药物治疗，一线抗结核药物由国家免费提供；耐药肺结核患者需要使用二线抗结核药物，有些二线抗结核药物是昂贵的进口药。耐药肺结核患者的治疗费用是普通肺结核的10倍以上。

（4）不良反应

二线抗结核药物比一线抗结核药物的副作用大且严重，因此耐药肺结核患者治疗的不良反应比普通肺结核患者更多见、更重。

（5）病情及预后

耐药肺结核患者比普通肺结核患者病情重，难治愈，严重者几乎无药可治。耐药肺结核患者因费用高及不良反应严重等会有依从性差、无法完成整个疗程的情况。与普通肺结核患者相比，耐药肺结核患者预后差、治愈率低、病死率高。

（6）对社会及他人的危害

耐药肺结核患者比普通肺结核患者对社会和他人的危害大。因为耐药肺结核患者疗程长，将病菌传染给其他人的机会多，被传染者一旦发病也是耐药肺结核患者。

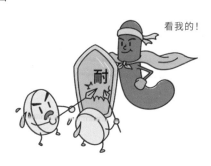

看我的！

12 | 肺结核患者治疗期间应注意什么？

首先，肺结核的治疗强调规范全程治疗，规范全程治疗可治愈95%以上的患者，而不规范全程治疗的治愈率不超过45%。相对于规范全程治疗的患者，不规范全程治疗的患者治愈率低、复发率高、耐药率高，并且患者可能成为久治不愈的慢性传染源，给家庭和社会都带来一定的危害，且治疗费用会大幅度增加。因此，患者本人及其家属都应了解规范全程治疗的重要性，一旦确诊，应尽早开始规范全程治疗，遵医嘱，治疗期间不随意停药或自行调换药物。

其次，患者在治疗期间，要坚持定时复查、取药及痰检。若出现不良反应，应及时和医生联系，在结核病定点医疗机构进行评估后方可修改治疗方案。为及时发现不良反应并进行干预，每月应到结核病定点医疗机构复查血常规、肝肾功能。患者外出期间，若是短时间的外出，应告知医生，并带足量的药品保证按时服药，同时要注意将药品低温、避光保存；若改变居住地，应及时告知医生，以便能够延续治疗。

患者应注意保持良好的卫生习惯，避免将疾病传染给他人，最好能单独居住在光线充足的房间，经常开窗通风。不要随地吐痰，也不要将痰下咽，应把痰吐在纸中包好后焚烧，或吐在有消毒液的痰盂中；不能对着他人大声说话、咳嗽或打喷嚏；传染期内应尽量少去人群聚集的公共场所，如需要外出应正确佩戴口罩。

13 肺结核患者治疗时间一般为多久？

目前，我国在结核病防治中实行短程化疗方案，治疗时间通常需要至少6个月。

对利福平敏感的肺结核患者可采取"早期、联合、规律、适量、全程"的抗结核治疗原则，疗程分为两个阶段：强化期一般给予异烟肼、利福平、吡嗪酰胺、乙胺丁醇四联药物治疗2个月以上，继续期一般给予异烟肼和利福平两药联合或异烟肼、利福平和乙胺丁醇三药联合治疗4个月以上。该方案能有效杀灭繁殖活跃的结核杆菌和残留的繁殖缓慢的顽固菌，具有收效快、疗程短、复发率低的效果。新发现的患者只要积极配合治疗，坚持有效、合理、规律的全程治疗，传染性可在2~4周内很快消失，完成全部疗程后，治愈率可达到95%以上，治疗效果十分理想。

对于重症、复治等肺结核患者，常需要适当延长强化期和继续期的治疗时间，疗程一般为9个月以上。耐药患者的治疗相对困难、复杂，需要多种昂贵的二线抗结核药物联合使用，如贝达喹啉、氯法齐明、环丝氨酸、德拉马尼等，治疗时间往往需要18个月以上，且治疗成功率低。因此，治疗肺结核应该抓住初治的时机，进行彻底治疗，不能因为初治时症状减轻或消失而中断或擅自停药，否则普通肺结核患者极有可能会转变为复治肺结核患者甚至耐药肺结核患者。

肺结核患者完成全疗程治疗后，须根据结核病定点医疗机构医生的医嘱确定是否停止服药。

肺结核患者治愈后还会复发吗？

一般新发现的活动性肺结核患者，按照标准的化疗方案规范全程治疗后，95%以上可以治愈，治愈后 2 年复发率为 2%左右。值得注意的是，肺结核复发的前提一般都是人体抵抗力下降，所以肺结核患者治愈后要注意适当锻炼、规律作息、加强营养、避免劳累、积极治疗合并症（如糖尿病、矽肺和慢性阻塞性肺疾病等）。老年人、慢性疾病患者和因其他疾病需要服用免疫抑制剂者，应定期进行胸部 X 线检查，日常要特别注意是否有肺结核复发的症状，一旦出现咳嗽、咳痰超过 2周，痰中带血或咯血的情况，应立即就诊，并向医生说明既往肺结核病史，以便医生安排相关检查，从而早确诊、早治疗，避免诊断和治疗的延误。

肺结核患者治愈后复发的原因一般有以下两种。

① 内源性复发，指肺结核治愈后，绝大部分结核杆菌被杀死，残留的极少一部分处在休眠状态的结核杆菌无法清除，但在一定的条件下，如感冒、劳累、分娩或人体抵抗力低下的时候，或高龄、患慢性病、因其他原因服用免疫抑制剂、感染艾滋病病毒等情况下，休眠的结核杆菌会重新生长繁殖，形成新的肺结核病灶而使肺结核复发。

② 再感染性复发，指患者第一次所患肺结核已经彻底治愈，但是当他年老或有其他导致抵抗力低下的情况出现时，又接触了肺结核患者，再度感染结核杆菌而导致肺结核复发。

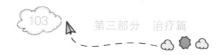

肺结核患者为什么要戒烟限酒？

（1）戒烟

肺结核是由结核杆菌引起的肺部损伤，患者的肺部在结核杆菌的侵袭下会受到一定的损伤，导致肺结核患者的肺与健康人相比脆弱很多。国内外很多研究表明，吸烟与呼吸系统疾病的发生有着密切的关系。肺结核患者吸烟后，烟草中含有的煤焦油（尼古丁）、甲醛、乙醛、氨、二氧化氮、二氧化硫等对肺、气管、支气管都会有一定的刺激和毒性作用，而且还可能与结核杆菌发生协同作用，加重肺部的负担，导致肺部损伤更加严重。肺结核患者如果没有及时戒烟，烟草中的有害物质会持续损伤肺部，甚至容易合并肺部真菌、细菌感染，不仅不利于疾病恢复，还有可能促进肺结核复发，使治疗效果受到影响。

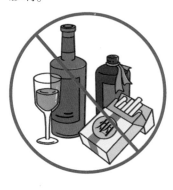

（2）限酒

酒的主要成分是乙醇（C_2H_5OH）和水（H_2O），另外还有酸及其他醇类等多种微量有机物。流行病学研究结果显示，饮酒会对人体多种器官和系统造成损伤，如果短时间内饮酒过量，还会发生酒精中毒，严重者会出现意识丧失、瞳孔扩大、呼吸不规律、休克、心力衰竭及呼吸停止等现象。肺结核的治疗需要采用多种抗结核药，这些抗结核药会导致一定程度的肝肾损害。而酒精主要通过肝脏代谢，饮酒会加重肝脏的负担。肺结核患者饮酒后，在酒精和药物的双重影响下，肝脏会承受很大的负担。此外，酒精还可能会与抗结核药产生不良反应，使患者出现呼吸困难、胸闷、喘憋等现象。因此，为了早日康复，肺结核患者应该积极配合医生的指导，早日戒烟限酒。

肺结核患者饮食方面有禁忌吗？

肺结核患者的身体会因患病变得非常虚弱，这个时候进行饮食调理非常重要，需要在饮食上补充各种营养物质。那么，肺结核患者在饮食上有哪些禁忌呢？

① 避免饮酒。喝酒会引起胃肠道消化功能紊乱，不利于营养吸收，且酒精会损伤肝细胞，影响肝脏功能。

② 避免辛辣等刺激性食物。刺激性食物会刺激咽喉或上气道，引起反射性咳嗽。

③ 避免嘌呤含量高、容易导致过敏和不易消化的食物，如海鲜、啤酒、动物内脏、油炸类食物等，由于抗结核药容易引起尿酸增高，这些食物会增加胃肠道和肝脏的负担。

④ 避免热性水果，如桂圆、荔枝、樱桃、山楂、芒果、榴莲等。热性水果会使肺结核患者上火，从而加重病情，所以这类水果应尽量少吃。

肺结核是消耗性疾病，患者在患病期间身体素质差，营养状态不佳，抵抗力下降，加上抗结核药的影响，尤其需要注意日常饮食。肺结核患者应遵循以下饮食原则：选择高热量、高蛋白、高维生素且易消化的食物，补充矿物质，增强抵抗力，补充疾病所导致的高消耗；肺结核患者痊愈过程中可能会出现钙化，需要大量钙，因此需要补充含钙量丰富的食物，如各种脆骨、贝类、豆制品等；还需要补充维生素，维生素 A 能增强机体免疫力，B 族维生素有改善食欲的作用，维生素 C 有利于病灶愈合和血红蛋白合成，维生素 D 能促进钙吸收，新鲜的蔬菜、水果是维生素的主要来源。

肺结核患者进行身体锻炼应注意什么？

肺结核患者在治疗过程中和康复后都可以进行适当的身体锻炼。肺结核患者锻炼时要坚持"循序渐进"的原则，不能急于求成，应根据自身病情和病程的特点选择运动的形式和运动量，不宜剧烈运动，如长途步行、游泳、骑自行车等，运动量过大，会导致机体某些组织或器官负荷过重，从而引起咳嗽或胸痛，不但不能提高免疫力，还会加重病情。

肺结核患者应当选择一些舒缓的运动，如散步或慢跑，在运动的过程中保持呼吸平稳和心情舒畅，以舒展身体为目的，不盲目地追求大汗淋漓的感觉。肺结核患者一次锻炼时间最好不要过长，要注意劳逸结合。

在具体实施锻炼时，可以提前制订一个具体的锻炼计划，并根据自己的感觉进行合理的修改，在锻炼的同时配合良好的生活和饮食习惯，劳逸结合，加强营养，避免受凉感冒。同时，在锻炼的过程中也应该保持心情愉快。锻炼身体贵在坚持，不在一时。锻炼时出现以下情况，需要立即停止锻炼：① 突然痰中带血或大量咯血；② 心慌气短或呼吸困难；③ 胸闷或剧烈的胸痛。

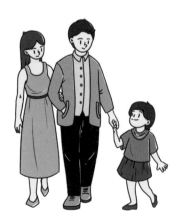

18 肺结核患者如何做好心理调节？

肺结核是一种慢性消耗性传染病，病程及疗程较长，患者在治疗过程中容易出现不同程度的心理健康问题。不良的心理状况可造成机体免疫力下降，影响肺结核的治疗和康复，因此做好心理调节非常重要。

患者出现心理问题，多是由于对肺结核防治知识的匮乏。患者应通过阅读科普读物、查阅结核病防控机构的官方微信公众号等途径来主动获取肺结核防治知识。做到正确对待疾病，既不要过于害怕，也不能无所谓，树立战胜疾病的决心。确诊为肺结核后，不必过于惊恐忧虑，在现代医学条件下，规范全程治疗，绝大多数患者都可以被治愈。治疗肺结核是一个长期的过程，要克服急躁的心理，不得中途停药，中途停药可能会产生耐药，使治疗时间和费用都大大增加。同时也不可马虎大意，患者应遵医嘱按时规范地进行治疗。治疗期间患者需要注意休息，加强营养，避免劳累。保持乐观的情绪，不要让结核病成为自己的心病，健康的情绪才有利于病情的恢复。

当出现负面情绪时，患者可以适当进行一些休闲娱乐活动以转移注意力，起到暂时缓解负面情绪的作用。如果觉得通过自身努力依然无法排解负面情绪，可以向专业机构寻求心理支持，接受正规的心理咨询和疏导。

此外，患者家属以及周围的朋友也应当了解肺结核防治知识以及肺结核患者受疾病影响所出现的心理表现，以便更好地

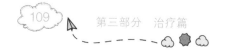

帮助肺结核患者摆脱困境。肺结核患者会由于该病的传染性，而受到他人有意无意的疏远，以及同事、邻居可能的歧视，这些异样的眼光会让患者感到孤独、寂寞，甚至出现自卑的心理。其实传染性肺结核一般接受治疗2~3周后，痰内结核杆菌会迅速减少或消失，对周围人群已多无传染性。肺结核患者按照规定的治疗方案和疗程治好后，肺内病灶逐渐消失，痰中也查不到结核杆菌，就更不会有传染性了。因此，肺结核患者的家人和朋友应当正确看待肺结核，时常安慰鼓励患者。

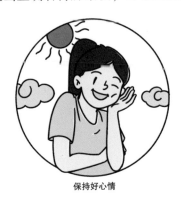

保持好心情

第四部分　管理篇

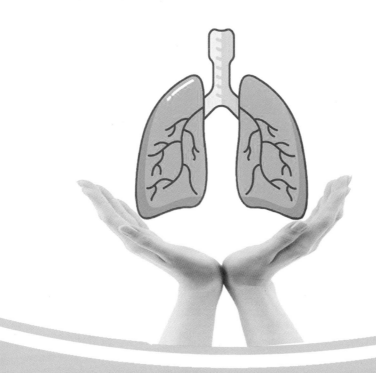

入学新生为什么一定要做结核病检查？

　　学生是一个聚集性群体，在日常生活和学习过程中，经常呈聚集性状态。如果班级或宿舍有肺结核患者，其密切接触者被感染的风险很大。

　　入学体检是早期主动发现肺结核患者的重要手段。学校应在新生入学体检时开展结核病检查，并将检查结果记录在学生健康档案中。新生入学体检中结核病检查的内容主要是肺结核患者密切接触史和肺结核可疑症状，方式是 TST 和胸部 X 线检查。

　　入学新生进行结核病检查除了能及早发现肺结核患者，还能发现结核潜伏感染者。对发现的肺结核患者，学校应立即安排其进行隔离治疗，以保护周围健康人群。对结核潜伏感染者，学校应通过预防性服药进行干预，降低其发病的可能性，无须进行预防性服药的结核潜伏感染者应定期开展健康监测。因此，新生入学体检是控制学校发生肺结核疫情的有效途径。

学校发现肺结核可疑症状者应如何处理?

　　若出现咳嗽、咳痰超过 2 周,咯血或痰中带血等肺结核可疑症状,本人应主动向学校报告。校方也应做好学校传染病主动监测工作,一旦发现肺结核可疑症状者,应立即了解核实情况,并由学校指定人员或学生家长陪伴其及时到结核病定点医疗机构进行诊断,学校应及时跟踪诊断情况。

　　当肺结核可疑症状者被结核病定点医疗机构确诊为疑似肺结核患者时,学校应对其采取相对隔离措施,有固定住所的师生应在其固定住所隔离;无固定住所的师生,学校应落实校内相对隔离措施,暂停上课及其他集体活动。疑似肺结核患者由学校所在地结核病医疗机构进行肺结核鉴别诊断后,对明确排除肺结核的疑似病例,应解除隔离,恢复其正常的校园生活。对明确诊断为活动性肺结核的师生、居家治疗者,应接受当地疾病预防控制中心的督导管理;在校治疗者,由学校所在地疾病预防控制中心与学校共同落实督导管理。学校应指定专人督促患者按时服药和定期复查。

因病缺勤的学生为什么一定要主动报备?

　　因病缺勤追踪是学校主动监测肺结核等传染病的主要手段，主要指班主任或班干部在关注本班学生每天出勤情况时，对因病缺勤的学生，应详细了解其患病种类、患病原因、治疗情况等。尽管班主任和班干部在织密学校肺结核等传染病防控的"网底"中发挥了积极作用，但是因病缺勤追踪毕竟是一个被动发现传染源的过程，可能存在延迟发现的情况，所以学生主动报备因病缺勤的行为非常重要。

　　学生的个人行踪和身体健康虽然属于个人隐私，但是在肺结核等传染病处置中，肺结核疑似患者或确诊患者若隐瞒信息，可能对他人的健康和社会安全构成威胁。因此，学生如果身体出现不适症状，如咳嗽、咳痰超过2周，咯血或痰中带血等肺结核疑似症状，或因病缺勤，应第一时间主动向班主任或班干部如实报告自己的不适症状和就诊情况等信息，使学校准确掌握学生的缺勤情况和健康状况，对肺结核等传染病预警进行及时排查和处置，这将大大提高因病缺勤追踪的效率，更早发现校园内可能存在的肺结核等传染病，做到早发现、早报告、早处置，减少肺结核等传染病在校内的传播蔓延。

疑似肺结核患者能不能进校园？

　　学校是人员高度集中的场所，对疑似肺结核或肺结核患者处置不当，很容易引起肺结核在校园内的传播。疑似肺结核患者主要是指胸部影像学检查显示与活动性肺结核病变相符的患者。疑似肺结核患者中有一定比例最终会被确诊为活动性肺结核患者，具有传染性，因此这类人群的管控对防止结核病疫情在校园内的蔓延是非常重要的。

5 学生确诊为肺结核患者后必须休学/课吗？

肺结核属于呼吸道传染病，传染源主要是痰中带菌的肺结核患者，其中以涂阳（痰涂片检查呈阳性）肺结核患者的传染性最强。所以，学校一旦出现肺结核患者，很容易造成传播。学校一直是结核病防控的重点场所。在校学生被确诊为肺结核后，应根据相关规定采取休复学/课管理。

可能有人会疑惑，有的学生痰液中没有检测出结核杆菌，看上去也不具备传染性，为什么还要休学/课进行治疗？

一方面，肺结核患者排菌具有间断性和不均衡的特点，病原学阴性肺结核患者不是绝对无传染性。另一方面，病原学阴性肺结核患者仍具备转阳的可能。肺结核是慢性进展性疾病，服药不规律、身体素质较差、作息不规律、睡眠不足、营养不良等都有可能成为病原学阴性肺结核转阳的诱因。现在的学生学业压力较大，加之缺乏运动和经常熬夜，为结核杆菌突破免疫防线提供了机会。学校肺结核患者在校期间转阳的发现常常具有一定的滞后性，但转阳之前已具备传染性，从而波及其他老师和同学。

因此，为防止上述原因导致的肺结核蔓延，对于活动性肺结核患者一般建议休学/课，而符合下述条件之一的肺结核患者则必须休学/课。① 病原学阳性肺结核患者；② 胸部 X 线检查结果显示肺部病灶范围广泛和（或）伴有空洞的病原学阴性肺结核患者；③ 具有明显的肺结核症状，如咳嗽、咳痰超过 2 周，咯血或痰中带血等；④ 其他情况，根据患者实际情况判断。

肺结核病程较长，规范治疗的最短疗程为 6 个月，是一种消耗性疾病。因此，患病学生在治疗期间落实休学/课管理，不但可以避免其他人群被传染，也可以让自己得到充分的休息。只要按照医生的要求坚持治疗、按时服药和复查，绝大多数肺结核患者是可以治愈的，治愈后就不会有传染性了。

6　学校学生治疗到什么程度才能复学/课？

休学/课的肺结核患者，经过规范治疗，病情好转后，可根据以下情况复学/课。

① 病原学阳性肺结核患者及重症病原学阴性肺结核（如空洞性肺结核、有大片干酪状坏死病灶、粟粒性肺结核等）患者经过全疗程规范治疗，治愈或达到治疗的目标。

② 其他病原学阴性肺结核患者经过 2 个月的规范治疗后，症状减轻或消失，胸部 X 线检测结果显示病灶明显吸收；自治疗第 3 个月月末起，至少 2 次涂片检查均为阴性且至少 1 次结核杆菌培养检查为阴性（两次检查的间隔时间为至少 1 个月）。如遇特殊情况，须由当地结核病诊断专家组综合判断。

对于复学/课标准，大体上的原则为治愈再复学/课。一般情况，除耐药肺结核患者及其他特殊情况，肺结核的疗程至少为 6 个月。所以，对于第一条复学/课标准中病原学阳性肺结核及重症病原学阴性患者，在治愈或完成全疗程治疗后方可去学校所在地结核病定点医疗机构开具复学诊断证明。对于第二条标准中的其他病原学阴性肺结核患者，在完成 2 个月的规范治疗后病情好转，再加上第 3 个月、第 4 个月月末的痰涂片检查均为阴性，且从第 3 个月月末起至少有 1 次结核分枝杆菌培养检查为阴性，也就是规范治疗最少 4 个月以后才可以去学校所在地结核病定点医疗机构开具复学诊断证明。

当然，得了肺结核还是应该在家好好治疗。不论病原学检测结果是阳性还是阴性，不论重症还是轻症，待治愈后再复学/课更为稳妥。健康的身体是学习的基石，只有身体健康才能更好地完成学业。学校也应该给予患者更多关怀，并帮助患者妥善安排学业。

学生肺结核患者去哪里开具复学诊断证明？

　　结核病定点医疗机构是贯穿结核病诊断、治疗、休复学/课评估全程的医疗机构，在结核病防治中扮演着重要的角色。肺结核患者复学诊断证明是由各级结核病定点医疗机构开具的，具有法律效力。

　　但是，有些患者可能在一些综合性医院（非结核病定点医疗机构）也能开到复学诊断证明，但其给出的复学结论无法保证具备复学条件，不具有法律效力，也没有医学权威，学校并不会认可。因此，认清结核病定点医疗机构是极为重要的事，切不可病急乱投医。

　　全国各地均设有结核病定点医疗机构，去之前应该先查清楚相关信息，以免白费力气。以下几种查询方法可供大家选择：① 询问当地卫生健康委员会或疾病预防控制中心；② 在当地人民政府、卫生健康委员会或疾病预防控制中心官方网站进行检索；③ 致电"12345"市民热线进行询问。请记住，一定要从官方渠道获取消息，切莫因相信小道消息而误了大事。

　　有一点不得不提，这也是很多家长和学生会关心的，能否用外地结核病定点医疗机构开具的复学诊断证明？答案是原则上应由学校所在地的结核病定点医疗机构开具复学诊断证明，若为非本辖区结核病定点医疗机构开具的复学诊断证明和相关资料，必须经学校所在地结核病定点医疗机构复核并出具同意复学的诊断证明，如不能提交相关资料须重新检查。学校依据其所在地结核病定点医疗机构开具的复学诊断证明在疾控部门的指导下安排学生复学/课。

8 学校肺结核患者的密切接触者为什么要反复随访筛查？

学校是学生高度集中的场所，校园内一旦发生肺结核，发病风险最高的人群便是与肺结核患者经常在一起学习、生活的同学和老师，即密切接触者。通过尽早对学校肺结核患者的密切接触者进行筛查，包括可疑症状问诊、感染状态检测和胸部X线检查，不仅可以及时发现肺结核患者，早期阻断肺结核在校园内传播蔓延，还可以发现结核潜伏感染者，进行预防性治疗和干预，降低发病风险。

然而，首次筛查采用结核杆菌感染检测手段的TST存在窗口期，可能出现假阴性结果，且目前国内外缺乏结核杆菌感染检测的"金标准"，所以在学校肺结核患者的密切接触者随访筛查中，要利用TST连续检测感染状态的动态变化，以早期发现新发感染者，界定预防性干预的目标人群。

此外，结核潜伏感染进展为活动性结核病最有可能发生在感染后的2年内，所以对于首次筛查发现未服药干预的结核潜伏感染者和15周岁及以上的密切接触者，还需要在首次筛查的1~2年随访期内进行2~4次胸部X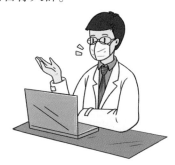线检查，尽可能发现所有肺结核患者。通过反复随访筛查，尽可能把学校肺结核疫情传播的风险降至最低，减少肺结核在校园内的传播，维护正常的教学生活秩序。

肺结核患者服药管理方式有哪些？

肺结核患者的治疗以抗结核药治疗为主，按时按量服药尤为重要。肺结核患者服药管理方式有家庭成员管理、医务人员管理、智能工具辅助管理和志愿者管理四种。

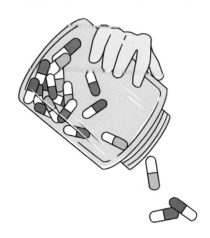

① 家庭成员管理是由肺结核患者的配偶、父母、子女及与患者一起生活的其他家庭成员，对患者进行督导服药的一种服药管理方式。家庭成员管理比较方便，患者容易接受，依从性较高，但也有诸多不足，如家庭成员并非专业的卫生技术人员，文化程度参差不齐，对治疗方案、药品用量、服药方式等的认识差异较大，对药物不良反应缺少警惕性，此外，家庭成员并不一定每天都在患者身边，不免有遗漏之处，忘记服药、忘记按期复诊、不能准确做好服药记录的情况并不少见。

②　医务人员管理是由医务人员对患者通过直接面视进行督导服药的一种服药管理方式。负责督导服药的医务人员以基层医疗卫生机构的医务人员为主。在我国基本公共卫生服务体系中，基层医疗卫生机构（乡镇卫生院、村卫生室和城市社区卫生服务机构）为居民提供的公共卫生服务中包含了肺结核患者服药管理项目。凡是确诊的肺结核患者均可获得常住地基层医疗卫生机构的专业人员通过直接面视进行的督导服药管理，这是目前肺结核患者服药的主要管理方式。医务人员管理既可以保证患者得到规律治疗，提高治愈率，又可以及时解答患者的疑问，为患者提供结核病防治知识和心理疏导，还可以及时发现患者的药物不良反应，督促其定期复查。

③　智能工具辅助管理是借助电子药盒、互联网督导管理系统等智能工具，对患者进行督导服药的一种服药管理方式。电子药盒、互联网督导管理系统等智能工具具备定时提醒服药和记录服药行为的功能，微信、QQ 等社交软件也常常被用来辅助患者进行服药管理。

④　志愿者管理是由志愿者（如教师、学生、已治愈的结核病患者及其他人员）对患者进行督导服药的一种服药管理方式。志愿者须具备的条件包括：年龄在 18 岁以上、文化程度在初中及以上，经过医生培训后能够督促患者服药、复诊和填写相关记录。志愿者管理也是一种可行的服药管理方式，可作为上述方式的补充。

学校结核潜伏感染者预防性服药管理方式有哪些？

采取符合客观实际情况的服药管理方式可以提高感染者服药的依从性。学校应根据自身特点，结合学生实际情况，选择切实有效的服药管理方式，帮助感染者全疗程服药，减少发病的可能性。目前预防性服药的管理方式主要有以下两种。

（1）直接面视下督导服药

目前，直接面视下督导服药是学生预防性治疗中最主要的服药管理方式。具体做法是由校医、班主任（辅导员）或指定人员进行直接面视下全程督导服药管理，并按时填写"学校预防性治疗服药记录卡"。

采取直接面视下督导服药管理的原因有以下几点：

① 督导感染者服用每一次抗结核药，可以保证全疗程规律服药。

② 掌握感染者用药后的药物不良反应，可以及时采取应对措施。

③ 督促感染者定期复查，一旦发病，及时治疗。

④ 通过面对面交流，及时解答感染者的疑问，为感染者提供结核病防治知识和心理疏导，增强感染者对预防性服药良好预期的信心。

⑤ 了解抗结核药剩余情况，保证药品供应不间断。

（2）全程管理

在无条件实施直接面视下督导服药管理的情况下，经过学校培训后，接受预防性治疗的学生可按照要求进行自我服药管理或在家长帮助下进行服药管理，并按时填写"学校预防性治疗服药记录卡"。学校指定人员每周进行一次访视，核实是否规律服药，了解是否发生药物不良反应。

11 国家对结核病的诊断和治疗有哪些减免政策？

我国政府历来重视结核病防治工作，为保证没有由结核病造成的家庭灾难性支出，减轻患者的经济负担，让患者吃得上药、吃得起药，国家对结核病的诊断和治疗提供一定减免政策。

全国范围内，结核病定点医疗机构对所有疑似肺结核患者和肺结核患者进行免费痰涂片检查和1次免费胸片检查，对活动性肺结核患者提供国家规范疗程的免费抗结核药。

在国家重大和基本公共卫生服务专项的基础上，各个省市也积极探索多渠道筹资和可持续发展工作机制，不同地区根据各自实际情况，利用基本医疗保险和城乡居民大病保险报销政策，研究开发了适合本地区的诊疗保障政策和措施，最大限度地提高肺结核患者医疗保障水平。部分地区将肺结核诊疗纳入医疗保险范畴，提高医保报销比例，降低自付医疗费用负担；部分地区制定出台针对肺结核患者的交通补助、营养补助和住院补助等政策；部分地区实施肺结核患者的惠民政策，为肺结核可疑症状者及肺结核患者提供更多免费检查项目，如痰培养及药敏检查、胸片检查、肝肾功能检查等；部分地区对肺结核患者中的耐药患者、城乡生活困难人群、农民、贫困学生、残疾人、五保户等，额外提供免费的肝肾功能检查及保肝药品。因此，对于肺结核治疗费用减免事宜，患者还须咨询当地结核病定点医疗机构或疾病预防控制中心。

不配合学校结核病疫情处置需要承担法律责任吗？

　　个人如果不配合学校结核病疫情处置需要承担法律责任。

　　近年来，我国结核病疫情总体呈现下降趋势，但由于我国人口基数大，疫情仍然十分严重，我国仍是全球结核病高负担国家。而学校是学生高度集中的场所，结核病一旦发生，很容易造成其在校园内的传播流行。学校结核病流行不仅会危害学生的身体健康，还会对学校的教学秩序和环境稳定带来影响，造成巨大的经济损失，如果处理不当，还会引起学生家庭和社会的强烈反响。因此，针对结核病的法律法规相继出台。

　　《传染病防治法》中提出，肺结核在我国属于乙类传染病，在中华人民共和国领域内的一切单位和个人，必须接受疾病预防控制机构、医疗机构有关传染病的调查、检验、样本采集、隔离治疗等预防、控制措施，如实提供有关情况。疾病预防控制机构、医疗机构不得泄露涉及个人隐私的有关信息、资料。由国家卫生健康委员会颁发的《结核病防治管理办法》中也同样指出，个人应该配合当地的防治政策，对违反结核病防治管理办法的单位或个人，会依法查处。根据《中国学校结核病防控指南》（2020版），发生学校结核病疫情时，各相关单位和机构应当在强化各项常规预防控制措施的同时，采取以病例管理和密切接触者筛查为主的防控措施，做好科学处置，减少结核病在校园内的传播蔓延。作为

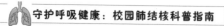

个人，应该积极配合学校的有关工作，尽快做到控制传染病的传播蔓延，保证自己的身体健康和学校环境的安全稳定。

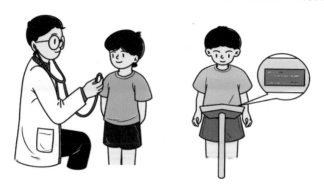

13 学生肺结核患者为什么特别需要人文关怀？

　　人文关怀是对人的关心、理解、认可与尊重，是一种以人为本的综合关怀，体现了社会的发展水平，如今加强人文关怀已成为医学共识。心理障碍是大多数肺结核患者存在的共同问题，疾病是生物、心理、社会多种因素共同作用的结果，疾病使患者从正常社会角色转换为患者角色，这个过程容易产生心理冲突，不利于疾病的治疗和康复。

　　肺结核作为一种慢性传染病，具有潜伏期长、传染性强、治愈困难、易复发的特点，彻底根治需要较长的时间，再加上治疗所带来的经济压力，使得肺结核患者成为精神疾病的高危人群。有研究表明，与健康人相比，肺结核患者发生抑郁的风险高3~6倍。而这些精神方面的并发症会导致肺结核患者的治疗效果较差，如抑郁与肺结核高发病率、高死亡率及耐药性有关。青少年的心智还不成熟，更容易受到疾病的影响而陷入不良的心理状态。目前已有青少年肺结核患者在入院治疗后，由于学业中断、难以接受自己患病的事实，从而产生消极情绪的报道。同时，长时间的隔离、持续的药物治疗及药物不良反应会对学生肺结核患者的心理产生极大的压力，同样促使他们产生焦虑、担忧、羞耻感，最终导致自卑的心理状态。另外，有的青少年因为患有或患过肺结核而遭遇同学的羞辱或歧视，这同样增加了他们的心理负。然而，目前已有研究表明，对肺结核患者进行人文关怀可以改善其焦虑情绪，有利于疾病的

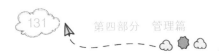

治疗。医护人员与青少年患者保持接触并定期深入沟通可以改善他们的心理状态，有利于青少年患者对治疗的依从性，促进他们康复。因此，家长、学校、医务工作者应关注学生肺结核患者的心理状态，在治疗的同时配合人文关怀对疾病的治疗康复是必要的。

为什么要做自己的健康第一责任人？

　　每个人都是自己的健康第一责任人，对自己、家庭及社会都负有健康责任，我们应该意识到从被动治疗疾病向主动维护健康转变的重要性，在日常生活中学习健康基础知识，养成良好的生活习惯，提高自己的健康素养。目前，包括肺结核在内的慢性病已经成为世界范围内影响人类生命健康的主要原因。慢性病患病率高，治疗率和控制率较低，同时伴随着并发症，给个人、家庭及社会都带来了沉重的负担。世界卫生组织发现，影响个人健康和生活质量的因素中，60%与生活方式有关。可见，日常通过良好的生活方式管理个人健康可以有效降低疾病的发生风险。

　　据估计，全球有接近 1/4 的人已感染了结核杆菌，5%~10%的感染者会发生结核病。是否发病与结核杆菌的毒力、数量及被感染者的免疫力有关，当人体的免疫力下降，体内结核杆菌大量繁殖就有可能发展为结核病，这说明提高自身免疫力至关重要。免疫力与日常生活中的许多因素息息相关，并且通常情况下我们难以改变外界环境因素，提高自己的健康素养、养成良好的生活习惯才是保护自己的主要途径。很多生活方式是影响结核病发生发展的重要因素。一项纳入了 60 245 人的研究显示，吸烟、饮酒、体重过轻、缺乏体力活动、饮食质量较差等都会增加肺结核的发病风险，并且上述因素越多，肺结核的发病风险越高，这提示我们在日常生活中避免以上危险因

提高身体免疫力，有效预防肺结核

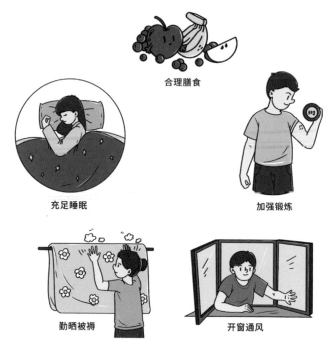

合理膳食

充足睡眠

加强锻炼

勤晒被褥

开窗通风

素将大大降低我们发生肺结核的风险。另外，在校学生长时间处于密集的人群活动中，并且住宿环境相对拥挤、封闭，不利于传染性疾病的防控；学生学习压力大，挤压了锻炼身体的时间，同时存在熬夜、生活不规律的现象，导致自身抵抗力下降；通常学生仅在入校和毕业时有两次体检，若在这期间得了肺结核不易被发现，容易导致校内传染。考虑以上特殊因素，在校学生更应该注意生活中的疾病危险因素，提高自身的健康意识，改善自己的生活习惯，远离肺结核和多种常见病，为自己的健康负责，同时也是为同学及家人的健康负责。